# はっか油の愉《たの》しみ

maeda kyoko

前田京子

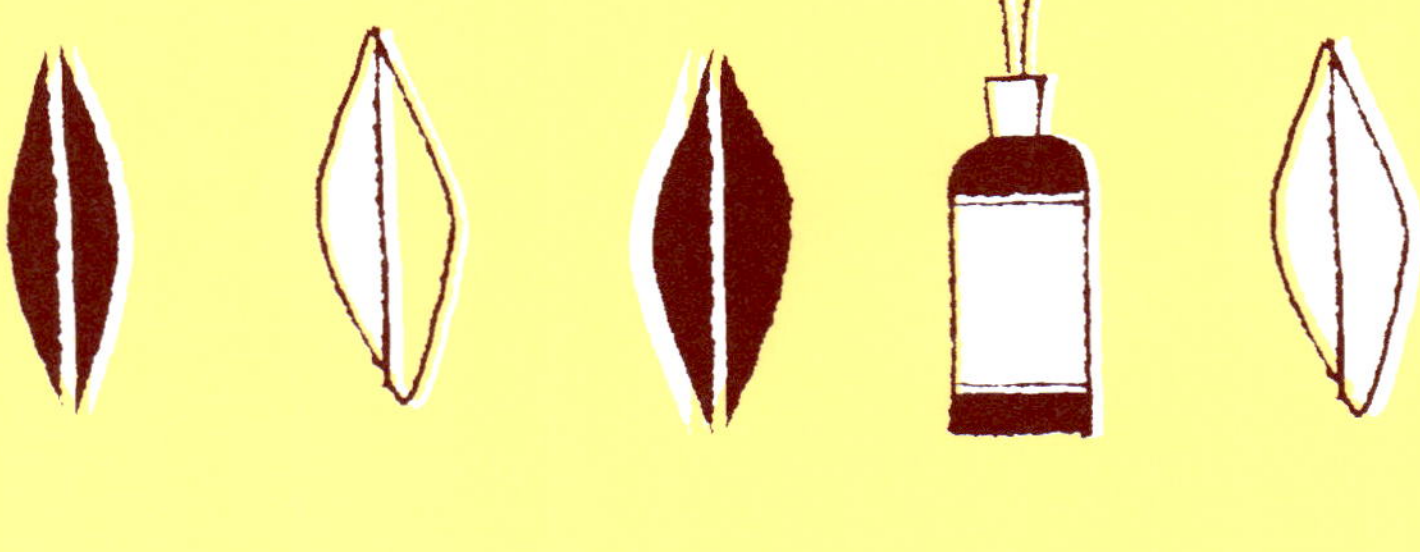

マガジンハウス

# はっか油の愉《たの》しみ

# まえがき

我が家に一番頻繁に漂っているのは、きっと「はっか」の香りだろうと思う。

小さなびんに入れたはっか油や、はっか油を使った家庭用品が、家の中のいろんなところに置いてあるからだ。

使うたび、日向《ひなた》に流れ込むひんやりとした薄霧《うすぎり》のような香りが空中にたなびいては、ゆっくりと消えていく。

台所や洗面所、お風呂場、戸棚の中などなど、あまりにも日常的なので、普段ぱたぱた忙しく動き回っているときには、ほとんど気にとめることもなくなっているほどだ。

でも、ちょっとくたびれたな、と思ったら、びんのふたを開け、少し意識を集中して、その香りをそっと吸い込んでみる。すると、頭の中の厚い雲にすうっと切れ目が入り、青空がのぞき始めるのがわかる。

はっか油と暮らし始めていったいもうどれぐらいになるだろう?出会ったその日から、家の中を通る風がいきなり変わった。

はっか油にできることは、びっくりするぐらいたくさんあって、次々夢中でいろいろな使い方を試しているうちに、家事の大きな部分が楽しみになった。

今は仕事も家でするけれど、その頃は気ぜわしく通勤していて、帰宅するなり、がさがさと片付けていた掃除や洗濯のリズムが、はっかの香りのおかげで急にいきいきし始めた。なんだか、鍋やお皿やバスタブまで、私がごしごしこすっている最中、気持ちよくてわははと喜んでいるような気がした。

そしていつの間にか、はっか油は家の中だけにとどまらず、私と一緒に出歩くまでになった。

今では、はっか油のない暮らしなど、とても考えられない。

はっか油への恋文をいつかは書きたいと思っていた。

どんなことがあっても、毎日変わらずそばにいて、さりげなく日々を支えてくれる存在ほどありがたいものはない。

せっかく見つけた相棒だから、「何でも一緒にやってみよう！」というわけで、ずいぶんたくさんのことを繰り返し試した。

ここでまとめてみたのは、何年も経《た》つうちに、自然と馴染《なじ》んで我が家の顔として定着することになった、大好きな使い方のあれこれだ。

この本がきっかけで、はっか色の風が気持ちよく吹く場所が増えたら、とってもうれしい。

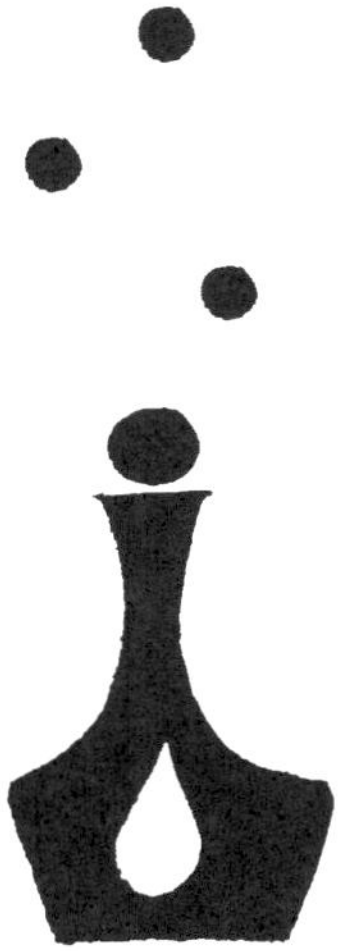

# はっか油の愉《たの》しみ　目次

# 第2章 キッチンや洗面所も、はっか色の風

## 第3章 はっかの香りで楽しむ衣類のケア



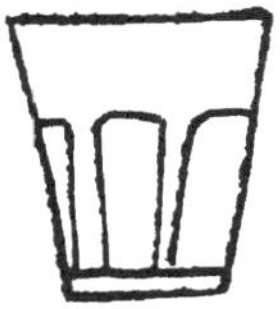
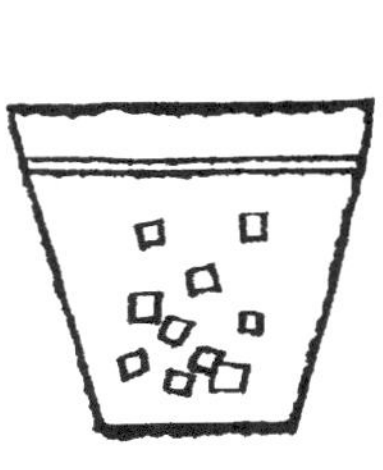
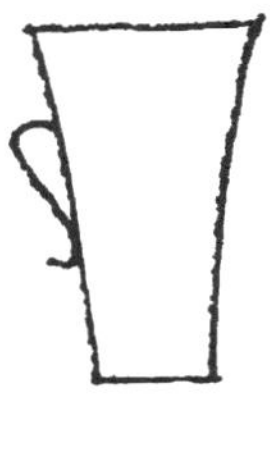

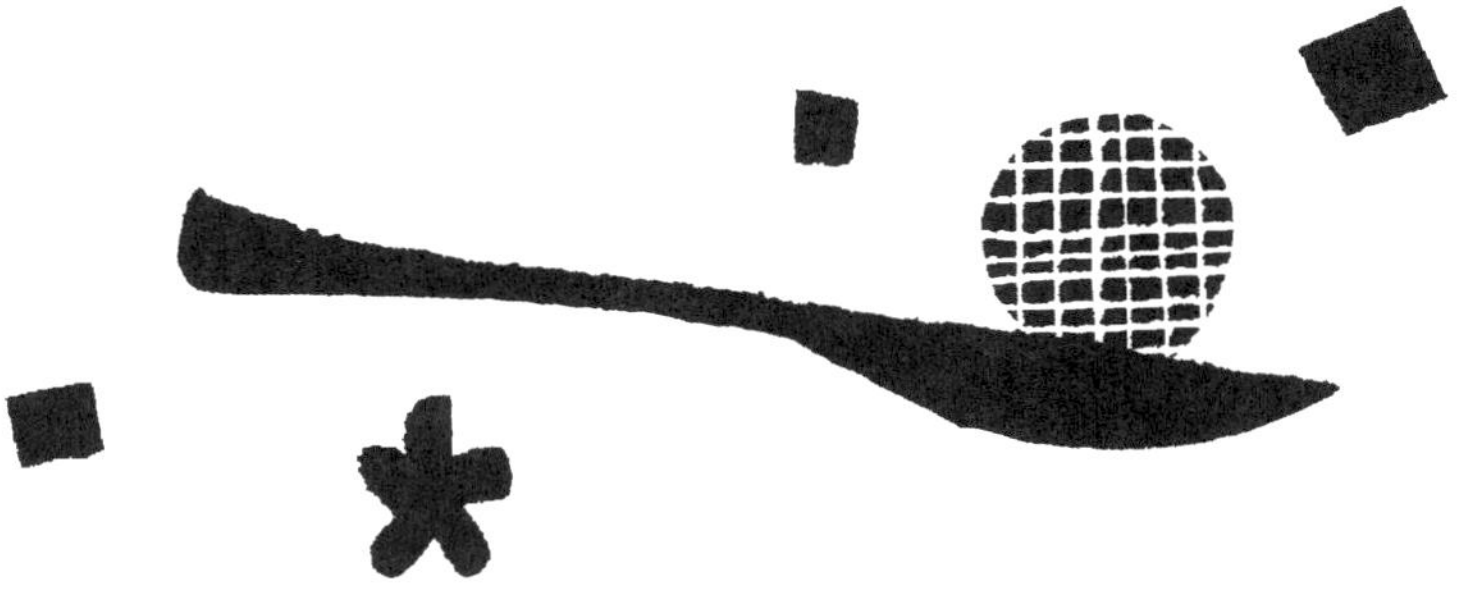

装丁　こやまたかこ
イラスト　谷山彩子
描き文字　横山みさと
撮影　内田紘倫
本文デザイン　こやまたかこ
＋横山みさと（cgs）
編集　島口典子

# 序章

# はっかの手品を

# ごらんあれ

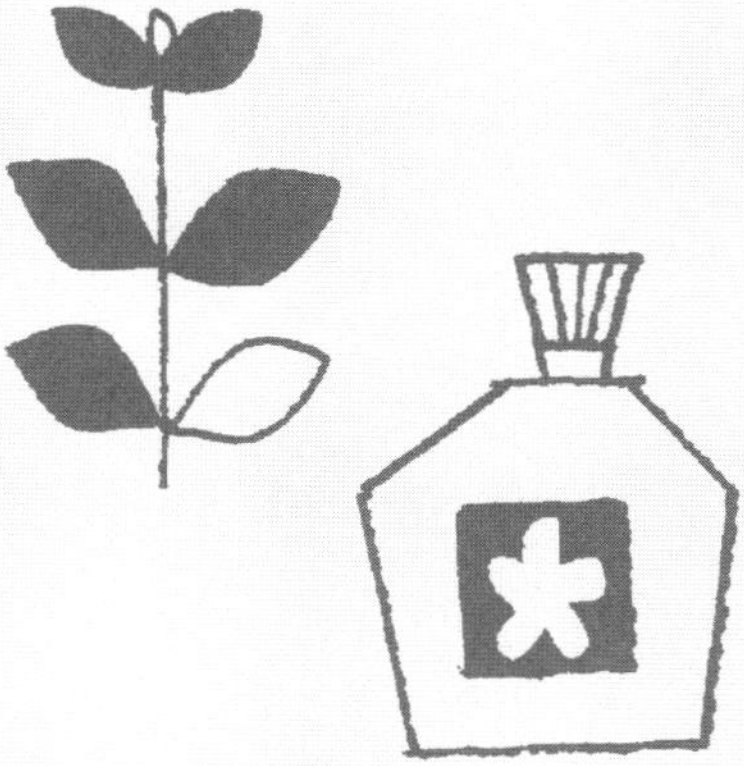

# 0 はっか水

## はっか油との出会い

もう20年近く前のことだと思う。

ある日、薬局へ出かけたら、棚の目立たない隅っこに、ひっそりと置かれていた「はっか油」を見つけた。

「はっか油？　なぜこんなものがこんなところに!?」

茶色の小びんに貼《は》られた紙ラベルには、「日本薬局方《ほう》*1」というかしこまった文字の下に「はっか水《すい》の調合に用いる」と書かれている。

「はっか水」とは、なんとも古風な響きだが、値段を確かめると20㎖で３５０円。今からずいぶん前のこととはいえ、当時でもこの値段の古風さには驚いた。

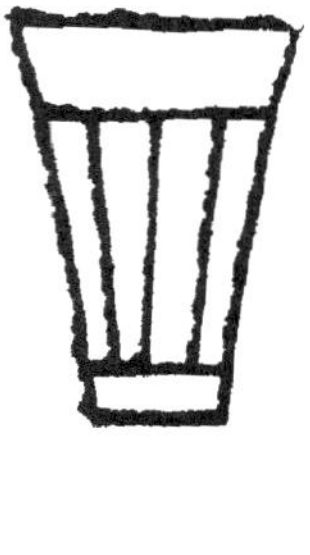

*1　生薬《しょうやく》、製剤、試験法などの基準を定めた医薬品の規格書。国、地域ごとに制定されている。「日本薬局方」初版は、１８８６年（明治19年）に公布され、２０１４年現在、第16改正日本薬局方が公示されている。

というのも、当時、私が普段使っていたアロマテラピー[*2]用のペパーミントの精油（エッセンシャルオイル）は、たったの３～５㎖の小さなひとびんが、６００～１０００円ほどもしていたからだ。

　はっか油とは、和種のはっかの茎や葉から採られた精油のことだが、精油というものは、ほんの少しを採取するにも大量の原料が必要となるため、高価なことが多い。

　高級な香水に用いられるバラやオレンジの花などの貴重な精油にくらべれば、はっかのように、雑草みたいにどんどん育つハーブから採れる精油は手頃なものではあるけれど、それにしても、このはっか油、大丈夫なのかな、という思いが一瞬頭をよぎった。

　でも、そのガラスの遮光《しゃこう》びんをためつすがめつよく見ると、さりげない素朴な風情には、なんとも不思議な信頼感がある。

「とにかく試してみよう。もしこれが思う通りに使えたら、思いがけない幸運なのだから！」

　そう思ったら、今度は一刻も早くその香りを確かめたくて、包んでもらった茶色い紙の小袋をぎゅっとにぎりしめ、どきどきしながら家路を急い

＊2　芳香療法と呼ばれ、植物の花、葉、茎、枝、樹脂などから採取される芳香成分である精油を、病気やけがの治療や美容に利用する技術。

だ。

バッグをテーブルの上に投げ出して、紙袋からはっか油のびんを取り出し、あわててこぼさないようにと自分に言い聞かせながら、努めてゆっくりとふたを回し開けた。

勢いよく吸い込むとむせてしまうから気をつけて……呼吸を整えながらそうっと鼻を近づけてみる。そして目を閉じると、ああ、この、頭の中がさーっと晴れていく感じは、やっぱりなんといってもミントの仲間だ。でも、西洋種のペパーミントやスペアミントにくらべると甘さがひかえめで、どこかきりりとしたさわやかさがある。

小びんをにぎり直し、今度は少し顔から遠ざけ、みぞおちぐらいの高さにかざして、ゆっくりと2度、3度、深呼吸をしてみた。すこやかな朝霧のような芳香が、胸いっぱいに広がってくる。すごくいい感じ！

これならまずまちがいなく、今まで使っていたペパーミントの精油に代えて、どんなふうにも使えそうだと思ったら、うれしくて、頭の中で、「タターン、タタタタタタ……タタタタタン！」とトルコ行進曲のさびの部分が鳴りだした。

## とっても広い「ミント」の効用と使い途《みち》

「ミント」とは、シソ科の多年草の総称で、世界には何十種類もの交配種があると言われている。
「はっか」はその中のひとつだが、どの種類にもある程度共通した効用があり、葉や茎そのままで、あるいは乾燥させて、お茶や薬用にと、古くからよく似た使われ方がされてきた。その葉や茎から採れる芳香成分だけを集めたものが精油（エッセンシャルオイル）で、その使い途は広い。

アロマテラピーでよく使われるのは、西洋種のミントであるペパーミント、またはスペアミントだ。考え事や猛烈な忙しさで頭やからだが疲れきったとき、その精油の香りをそうっと吸い込むだけで、主要成分のメントール（ペパーミントの場合）やカルボン（スペアミントの場合）が脳の中枢神経に働きかけ、すっと疲れを取ってくれるのだという。緊張や興奮を鎮め、気分を楽にしてくれるのだ。

そもそもミントにかぎらず、香りというものが一瞬にして気持ちやその

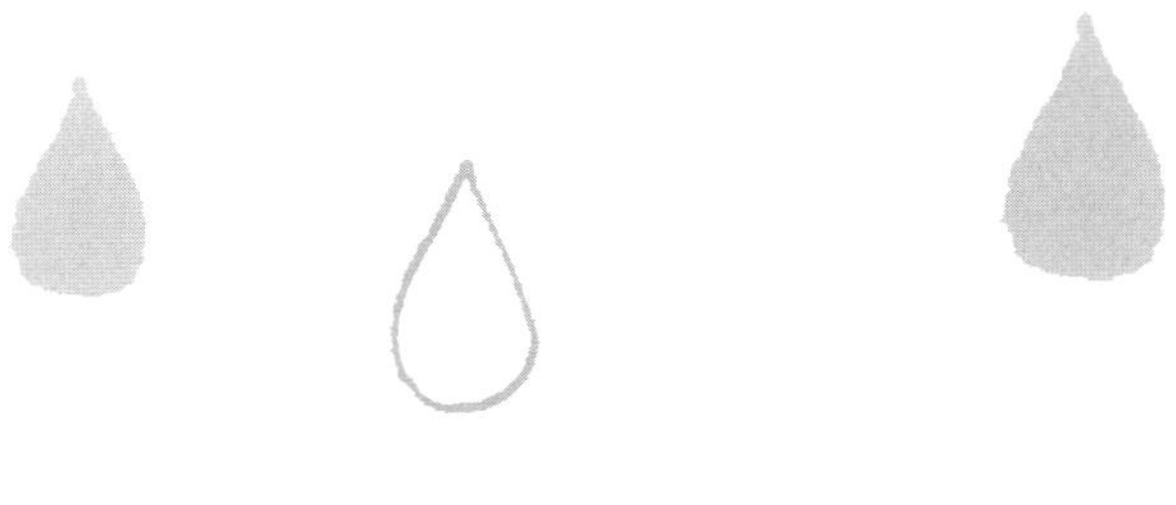

場の空気、雰囲気に作用する力の強さは驚くほどだ。

　むずかしい顔をして歩いていても、パン屋さんのかまどから焼きたてのパンがどっさりほかほか出てくるところに通り合わせれば、思わずにこにこしてしまうし、梅雨時の混んだ電車に足を踏み入れたとたん、蒸れた空気と汗やほこりのしみこんだ衣類、整髪剤などが混ざり合った臭いに、うっと息がつまることもある。

　そんなときは、大急ぎで、バッグのポケットから小さな精油びんを引っ張りだし、そっとふたを開けるだけで、素早く気分を変えられる。人心地がついてみれば、悪臭だけでなく「芳香」というものがこの世にあることは天の助け。つくづくありがたい。

　ミント系の精油は、昔から緊張性偏頭痛や二日酔いの後の頭痛、吐き気や乗り物酔いを緩和させるためにもよく使われる。

　幸い私は頭痛持ちではないけれど、他にも何かと便利に使えるので、家の中の数カ所に精油のびんを備え付けているし、出かけるときには親指ほどのサイズの遮光《しゃこう》びんを持ち歩く。

　強い香水の香りに眉をひそめる人は多いが、天然のミントの香りをいや

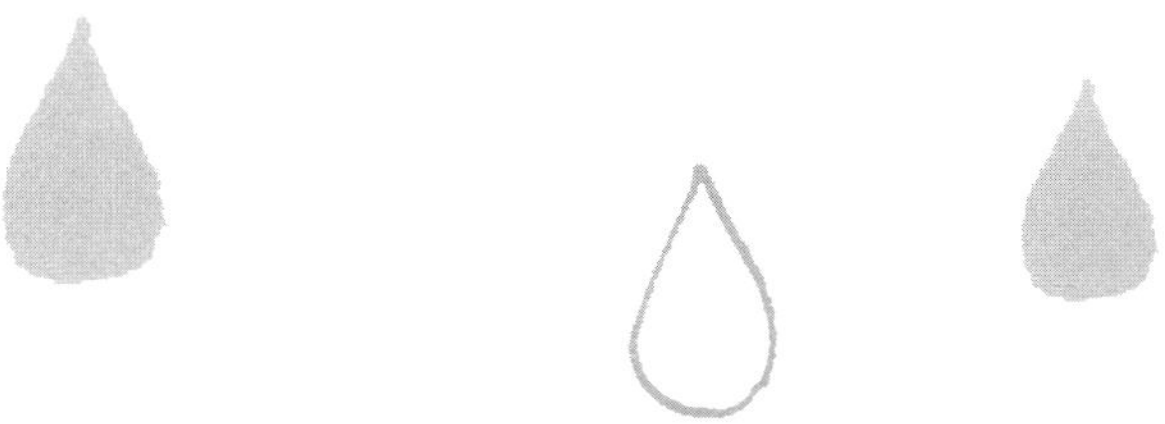

がる人はまずないので、外で扱うにも安心だ。

風邪の頭痛や喉の痛み、鼻づまりなどの症状をやわらげるために、お湯に精油を垂らして空気中に香りを拡散させたり、部屋の香りをリフレッシュするためにスプレーを作って、消臭剤や芳香剤として使ったりということもできる。

ペパーミントの精油の使い方を覚え、その気持ちよさにはまって、いろいろ工夫し始めてから数年で、我が家から常備薬や、歯磨き、押し入れの虫除《むしょ》けなど、それまであたりまえのように買っていた市販品が次々となくなりつつあった。

ただ、もっともっと可能性を試してみたいのに、アロマテラピー用のペパーミントの精油は、家の中で心置きなく使い回すには、それほどお手頃と言えないのが、玉にきずだった。

このはっか油なら、たっぷりと使えてありがたい。しかも勇んで調べてみると、主要有効成分のメントールの含有量は、和種のはっかの方が、ペパーミントより多いというのだ。

何より、「はっか水の材料にする」という薬局のお墨付きなのだから、使う量によく気をつけさえすれば、口に入れるものにも使える！

　薬局ではっか油を手に入れたその日の夜、夕食の片付けが終わったあと、さっそくそのびんにあった「はっか水」なる「うがい薬」を調合してみることにした。

## 古書からひねり出した「はっか水」の処方

「はっか水」の作り方まで、びんのラベルに書いてあったわけではない。

でも私は、こんなときの「虎の巻」を持っている。

ハワイ島に行ったとき、ひなびた骨董《こっとう》品店で見つけた分厚い古書で、ありとあらゆる薬や化粧品、日用品の調合法が１２００ページ以上にわたってぎっしり詰め込まれたものだ。

　１９００年代にアメリカ中の病院や薬局で標準的に備えつけられていたらしい専門書で、何度も改訂を重ねられている。骨董品店の店主が、１９２０年代から30年代にあったという地元の薬局の今は打ち捨てられた跡地を、ついこないだ掘っていたら出てきたんだよ、と教えてくれた。

彼の目当ては主に古いガラスびんや小道具だったのだが、大量の薬びんや何やかやの掘り出し物といっしょに、この本があったと言う。

すり切れた表紙をめくると、初めに手にしたらしい人が万年筆で1910年4月25日という日付と名前を書き込んでいる。化学薬品全盛時代に突入する少し以前の調剤の手引きなので、その材料は、天然のオイルや精油、薬草、ハーブ、鉱物などが多い。ヨーロッパの主だった国々の薬局方からも、数多く引用されている。

ページを繰ると、風邪や胃腸の不具合ぐらいでは町医者にさえかかることもほとんどなく、ちょっと大きな都会の病院に行くとなったら、それこそ死ぬか生きるかの大事だった時代の人々の暮らしが見えてくる。

「はっか水」は、「ラベンダー水（ラベンダーウォーター）」や「バラ水（ローズウォーター）」などと同じ、芳香蒸留水[*3]と言われるものの仲間で、当時は、薬やボディケア用品、日用品の素材としてよく使われたようだ。

「なんだかここのところ、ずっと頭が痛くてねえ、気分もあんまりぱっとしないのだけど、寝てもいられないのよ。何かすっきりするものないかしらね？」

＊3　本来、精油を採るために植物の花や葉、茎などを蒸溜したときに副産物としてできるもので、植物の名前を冠して「○○ウォーター」と呼ばれる。その用途は植物の性質による。「はっか水」は、喉のうがい薬やマウスウォッシュ、様々な日用品の素材になることが多いが、ラベンダーやバラのように単体で化粧水としては使われない。

と、薬局のカウンターに立ち寄ったご近所の奥さんに、

「熱はないの？　喉は痛くない？　頭のどのへんが痛いのかな？」などと話しかけながら、薬剤師さんはミントの精油が入った薬びんに手をのばす。

あるいは、

「今週、ワイフの誕生日なんだよ。いつもは顔の手入れに、庭の草を煮出したりなんかしているようなんだが、誕生日の月ぐらい、ちょっとはいい化粧水をと思ってさ」

「そうかい、オタクの奥さんはバラが好きでよく世話してるよね。奮発する気さえあれば、バラ水は、どんな肌のタイプでもまちがいないよ。よかったら明日かあさってまでに、上等をひとびん調合しとくけど」

といった具合だ。

このバラの化粧水の話は実話で、アメリカ人の夫の母方の祖父が若い頃、妻だった祖母の４月の誕生日とクリスマスに毎年、化粧水や香水を町の薬局で調合してもらって、プレゼントしていたという。１９３０年代初めのアメリカ中西部の雪国の町の話だ。

この本に出ている「ドイツ薬局方」式の「医療用、化粧用バラ水（ロー

ズウォーター）」の作り方を見ると、7滴のバラの精油を60オンス（約1・8ℓ）の人肌ほどの精製水に加え、激しく攪拌《かくはん》して溶け込ませ、フィルターで漉《こ》すというもので、それ以外には何も入っていない。

その材料は、ギリシャの医師ガレノス[*4]が1800年ほども前に、名高いコールドクリームの処方に使ったバラ水と同じものだ。

ギリシャ、ローマの時代から夫の祖母が若き母親だった頃まで、その中身が基本的にずっと変わっていなかったということにちょっと驚く。


話はそれたが、何はともあれこの本は、出会って以来、私の家遊びの絶好の指南書となっている。何かの処方を調べてみようと開くたび、ふと目に入った別の何かの記述の興味深さに気を取られ、当時の様子を想像したり、他の本や地図をずるずる引っ張り出して脱線したり、時間が経つのを忘れるのもしょっちゅうだ。

「はっか水」にあたると思われるレシピを探し出してみると、案の定、「ペパーミントウォーター」と「スペアミントウォーター」というものが見つかった。

＊4　古代ギリシャの医師で、薬用植物を最初に分類し、植物医学の基礎を築いた。彼の処方によるとされるバラ水を使ったコールドクリームは、今日伝わる最も古いクリームのレシピのひとつとして名高い。

ともにいくつかの方法が出ていて、ペパーミントの葉っぱから作るという「ドイツ薬局方」の処方もあったが、「イギリス薬局方」の「30ミニム[*5]の精油を96オンス[*6]の水と合わせ、蒸溜して64オンスにする」というのが、一番シンプルなやり方のようだ。

　素材となる精油の多くは、当時と違い、今では誰でも手に入れられるが、この本は家庭用民間療法、いわゆる「おばあちゃんの知恵」のような本ではなく、当時の病院や薬局のための専門書なので、道具は実験室用のものを使っているし、分量の表記がとてもきちんとしていて細かい。

　だから「ドラム[*7]」とか「ミニム」といった、私もこの本以外でそれまで聞いたことのなかった珍しい単位が出てくるが、自分が普段使う単位に換算し直せば、経験に基づいた安全な配合の基準がどこにあるかを知ることができる。

　安全の基準さえきちんと押さえれば、あとはいろいろと実際に試しながら、自分が台所で作りやすい分量や方法、使いやすい好みのバランスに合わせていけばいいのだ。

＊5、＊6、＊7　当該古書が出版されたアメリカの基準で、目安として、液体容量の場合（重量はまた異なる）、60ミニム(minim)は1ドラム(dram)で、8ドラムは1オンス(ounce)＝29・573㎖。イギリスの場合は、単位の換算数値がやや異なる。

## 「万能うがい薬」だった「はっか水」

というわけで、「はっか水」とは、たっぷりの水にほんの少しのはっか油で香味をつけただけのものだということと、その割合の目安がわかった。これなら、いつも作っているラベンダーやバラ、オレンジの花の化粧水などとほぼ同じような作り方でいいらしい。

化粧水の場合もそうだが、家の台所で「蒸溜する」というのもなかなか面倒なので、たいていの場合、私は水と精油をガラスびんの中でよく混ぜて、8時間以上置いてから、紙のコーヒーフィルターで漉《こ》す（多くの場合、可能であれば漉すのも省いてしまう）というやり方をしている。

ちょこちょこと換算をしてみてから、蒸溜の手間を省きたいということと、これから使う和種のはっかと本で使われている西洋種のミントに含まれる有効成分量の違いなども考えに入れながら、安全のためにはくれぐれも「濃くなりすぎない」ということを念頭に、レシピの分量を決めていく。

はっか油1滴と、ちょっとぬるめの水半カップ（100㎖）をガラスの

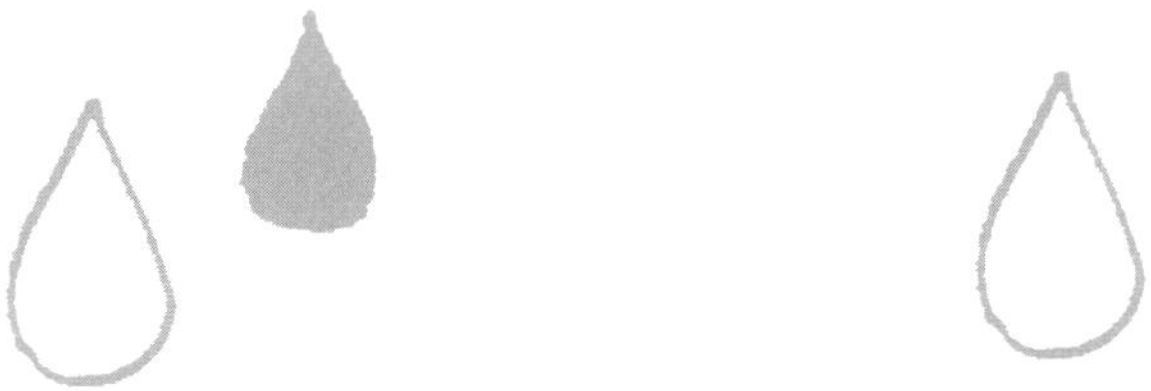

空きびんに入れてふたをする。あまり水が冷たいと精油と水がなじみにくい。上下によく振り、水がうっすら白くなったのを確かめてから、さらに半カップの水を加えて再びびんを強くシェイクした。

　待つのももどかしく、まずはそのまま一口含んでみると、苦みばしった辛さが口中に広がり、予想以上の刺激にちょっとびっくり。薄めに作ったつもりなのだけど、やはり一手間かかっても、漉《こ》して仕上げた方がいいかなあ、と思いながら、ゆっくり口をすすいで流しに吐き出す。そして、じっと口中の余韻を確かめる。勢いよく流れる滝のそばに立ち、しぶきを浴びるような爽快感が頭の中をかけめぐる。

　夫を呼んで試してもらうと、この刺激がくせになりそうだと、喉までガラガラうがいをして喜んでいる。小さい子どもはきっとこの味をいやがるだろうなと思った苦みも、彼は全然問題ないらしい。

　はて、大人であれば、みんな大丈夫なのだろうか、この人だけ特別鈍感だったりして……と、この時は思ったのだが、後でわかったのは、この甘さゼロの、びしっとした刺激を「いや〜、いいですねー！」と喜ぶ大人が、実際には結構多いということだ。

もう少し口当たりを優雅にするためには、コーヒーフィルターで漉すか、漉さない場合でも、そのまま一晩置いてから使うとかなり柔らかくなる。うちの場合は、このシンプルなはっか水に関しては、これ以上の手間をかけることはめったにないが、もちろん好みによっては、もっと念入りに一晩置いた上で漉したってかまわない。

それまでにも、家には自家製マウスウォッシュの種類がいくつかあったが、このはっか水は、ピカイチの手軽さだ。しかも、メントールを口に含むことで、口中の抗菌だけでなく、食後の消化まで助けてもらえる。１回のうがいに使う分量は、50㎖から１００㎖で十分。

ちょっと食べすぎたかな、と思うときなど、これで口をゆすいだり、うがいをすると、てきめんにすっきりする。最後の一口、二口分はうがいに使わず、消化を助けるためにそのまま飲んでしまってもいい。胃の中がすーっと軽くなり爽快だ。毎日1、2回分、キャップつきの容器に入れて、お弁当箱といっしょに仕事場に持って行くという知人もいる。

使い始めると、これは喉が痛いときや、口内炎ができたときの「うがい薬」としても効果的で、今やほんとうに手放せない。

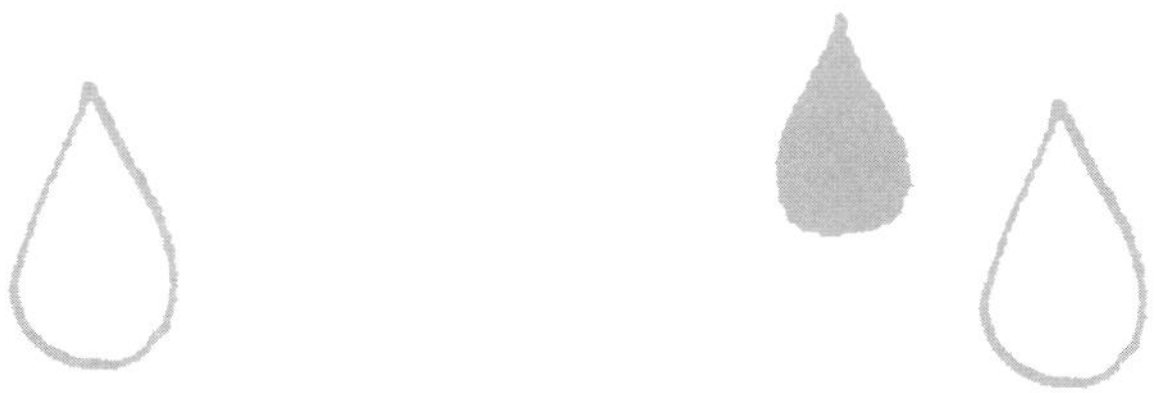

それにしても……と、はっか水のコップを手にうがいをしながら時々思う。たった1滴のはっか油だけで、水が万能うがい薬になるなんて、まるで手品か魔法みたいだ。

ハワイ島の廃屋跡から古物屋に掘り起こされてうちまでやってきた重くてボロボロの薬局の調剤の手引き書は、実際、手品のたねあかしみたいな本なのだが、同じような本は、ヨーロッパでも何百年も前からあった。ただ、17世紀半ばまでずっと、一般の人たちが読めないラテン語で書かれていたのだという。それが英語になって、誰もが読めるようになったときには、革命でも起こったかのような大騒ぎだったというのも、よくよく頷《うなず》ける話だ。[*8]

中には普通の人でもあっという間にできる手品のたねもいっぱいあったのだから。

だって、これだって、はっか油1滴ですよ……などと考えながら、今日も朝の息はフレッシュになっていく。

＊8　その頃、イギリスの薬草学者、医師、占星術師であったニコラス・カルペパーは、限られた人たちだけのものであった医療情報を、文字を読める人すべてに開放しようという考えのもとに、「ロンドン薬局方」をラテン語から初めて英語に翻訳した。

レシピ0

# はっか水

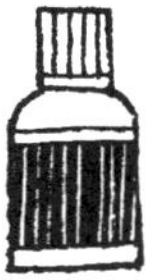

## 材料・道具

- はっか油……1滴
- 水（冷たくないもの）……1カップ（200mℓ）
- ふたつきの容器（ガラスの細口びんや保存びんなど750mℓ以上のもの）　※187ページ参照

## 作り方・使い方

❶ 容器に半量の水（100mℓ）とはっか油を入れる。
❷ ふたをして、勢いよく上下に20回ほど振る。
❸ 残りの水を加えて、さらによく振る。

- 1回に50〜100mℓを使って、口をすすいだり、喉のうがいをする。ひと口からふた口ほどを、最後に飲み込んでもよい。

### 効能

食後の口臭、胃もたれ予防。口内炎や風邪による喉の痛み。

# 第1章
# 家でも街でも、はっか油でボディケア

# 1 ポケットミント
## ── 携帯はっか油

はっかは、別名を「目覚まし草《ぐさ》」とも言う。

疲れて頭がぼーっとしていたり、どうしても起きていなくてはいけないのに抗《あらが》いがたい眠気に襲われたり、なんとなく注意力が散漫になって考え事がまとまらない、などというときに、はっか油のびんをさっと取り出してすぐに香りを楽しめるようにしておくと、とても重宝だ。

また、乗り物に酔いそう、と出先でふと感じたときとか、頭が重くてだるいとき、または「頭痛だ、まいった！」というような状態に陥ったときにも、これを持っていると助かることが少なくない。

「目覚まし草」と呼ばれているからと言って、では、これを寝る前に嗅《か》ぐと、興奮して寝られなくなるのかというとそうではない。

はっかの持つ鎮静作用は、こんがらがって乱された気持ちを鎮めること

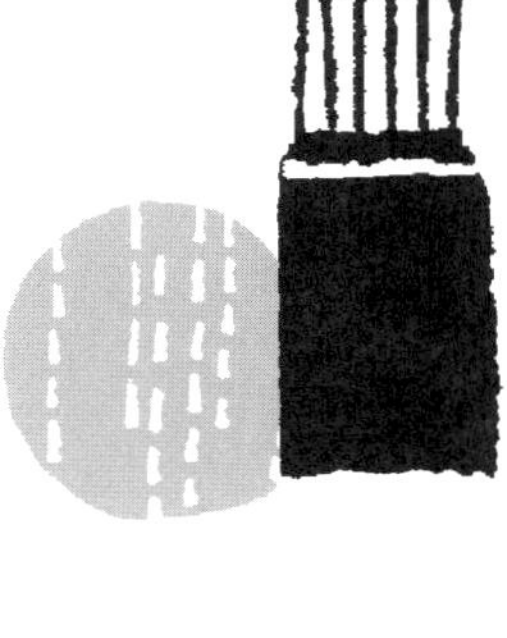

で、頭をクリアな状態に戻すのを助け、心身の緊張や疲労を和らげるように働くと言われている。

つまり、すっきりした気分で仕事をはかどらせたいときにも強い味方だが、居間や寝室でくつろいだあと、そのまま、すやすや眠ってしまいたいときでも、多くの場合、邪魔にならないというのである。

疲れであろうが、マイナス思考であろうが、良からぬものが心身にたまって、行く手に暗雲立ちこめそうになったら、さっと晴れ間を呼び込み、気分をよくするために使える。だから、必要なとき、いつでも手の届くところにあるようにしたい、というわけで「ポケットミント（携帯はっか油）」の出番である。

薬局から買ってきて、そのままはっか油のびんを持ち歩くのは、量も多すぎてかさばるし、ふたを開けるときにこぼしそうになったりして使いにくい。だから、1滴ずつ出せる精油びんに小分けにすると、うんと扱いやすくなる。

アロマテラピーの店などで1滴ずつ出して使うことのできるドロッパー

付きの遮光《しゃこう》ガラスの精油びんが手に入るので、[*1] 5㎖ほどの容量の小びんを何本か用意するといい。

これならふたを開けたままびんを倒してしまっても、中身がこぼれることがないし、スポイトなどを使わなくてもびんを傾けるだけで1滴（0・05㎖）ずつ正確に精油を出して使うことができるので、とても便利だ。

台所と洗面所、玄関に1本ずつ、使いたいときにすぐに手が届くように備え付けているほか、出かけるときのバッグ用に1本。旅行用のポーチにもいつも入れておく。

ポケットミントの使い途はすばらしくたくさんあって、これを持ち歩くことで、この本で紹介するレシピの多くが、外出先でもごく手軽に実現可能となる。

でも、なんと言っても、一番簡単な使い方は、仕事場でも電車の中でも、歩きながらでも、ふたを開け、ただそのまま静かに香りを吸い込むことだ。

はっかは、昔からずっと、頭痛、吐き気、消化不良、鼻づまり、乗り物酔い、鬱《うつ》、風邪やインフルエンザ（およびその予防としての抗菌）などに

＊1　5㎖のほか、10㎖、30㎖のものなどがある。携帯には小さいものが便利だが、用途によって、使い分けるといい。187ページの写真参照。

吸引剤として使われてきた。

そのしくみを今日的に見てみると、吸い込むことで、鼻や喉の粘膜、肺の毛細血管を通して、成分がからだ全体にゆっくりと循環していくのだという。

たとえば電車の中で前の席の人が、ずっとごほんごほん咳《せ》き込んでいたとしても、にわかに不安になる必要はない。バッグからはっか油のびんを取り出し、感染予防のおまじないとして、くんくんし、身を守る。

ランチの後でつい睡魔が襲ってきたら、消化促進と眠気覚ましにふたを開けてスーハー、といった具合だ。

ただ、人前でいきなり薬びんみたいなものを取り出して、鼻をうごめかしたり、深呼吸したりしていたら、何やら怪しい人と思われそうな場面もなきにしもあらず、あまり派手な所作にならないためにも、手の中にすっぽり入って、全体を隠し持つことのできる５㎖ぐらいのサイズが、やはり使いやすいと思う。

とは言っても、目ざとい人に興味津々《しんしん》といった感じで「それなあに?」と聞かれることもある。

小さな精油びんに小分けにしたはっか油など、ごく気軽に持ち歩くものだし、相手が好奇心いっぱいの様子だと、こっちもつい楽しくなってきて、「はっか油よ。使ってみて！」と渡してしまうことが多い。

誰もが初めは面白がりながらも恐る恐る、という感じで鼻を近づけるけれど、「わ〜、いい香り！」という反応が常で、香りを確かめてイヤな顔をした人、「ふーん」と言って黙り込んでしまった人は、今までひとりもいない。実はこれは、かなりすごいことだ。

すべての精油がそうではない。これが「はっか」の偉大なところである。たぶんこれまでに、およそ20本ほどのはっか油の小びんが、私のバッグから機嫌良く飛び出して、どこかをさまよっているはずだ。

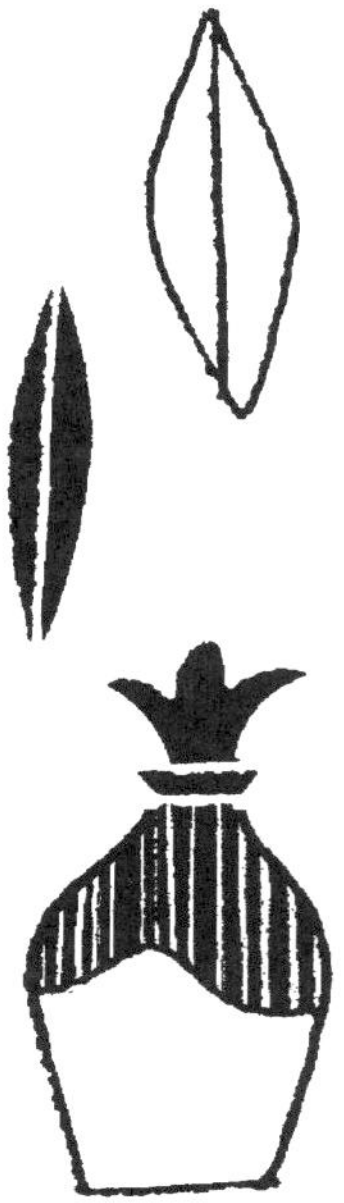

レシピ1

# ポケットミント―携帯はっか油

**材料・道具**（1本分）

- はっか油……5㎖
- ドロッパーつき精油びん（5㎖用）1本

※187ページ参照

**作り方・使い方**

❶ 精油びんの中にはっか油を入れて、しっかりとふたをする。

---

- 必要に応じてふたを開け、むせないように気をつけながら、静かに2、3度香りを吸い込む。

※長期にわたって集中的に吸引を続けると、刺激が蓄積してよくないとされる。アロマテラピーの基本は、自分の心地よさが目安となるが、極端な吸引の継続は避けたい。

**効能**

頭痛、吐き気、消化不良、鼻づまり、乗り物酔いの緩和。気持ちが晴れないとき抗鬱《こううつ》の助けにも。風邪やインフルエンザの予防としての抗菌。

# 2 ミントのマウスウォッシュ

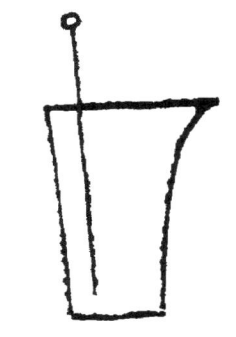

外で食事をしたとき、食後に、洗面所で人目を気にせず、落ち着いて歯磨きやうがいをしたりする時間があればいい。だが、そうとはかぎらないのが世の常である。

レストランなどで、「あ、この後、しばらく歯磨きできないな」と思ったら、テーブルでレシピ1のポケットミント（携帯はっか油）をバッグから取り出し、水の入ったグラスに1滴だけ垂らす。

くれぐれも1滴だけ。

そして、自分のストローやスプーン、マドラーなどを使って、丁寧に、よくよくかき混ぜる（もし氷水しかなければ、氷なしの水をもらえないか頼んでみる。はっか油にかぎらず、精油は冷たい水にはなじみにくいからだ）。

これをゆっくりと口に含みながら、2、3口飲み込めば、席に着いたまま、口と歯茎、歯や息をきれいにできる。

もちろん、いかにも「うがい中です！」とばかりに口を動かしては大顰《ひん》蹙《しゅく》なので、そこはあくまでもにこやかに落ち着いて、さりげなさを装う。

とはいえ、口の中に、はっか水をなるべくゆっくりと含んでいる方が効きめが高いので、それをなんとかスマートにやり遂げる頃合いを見計らうのだ。

でも、そもそも、バッグから精油びんを取り出したところで見つかり、

「それ何ですか？」となることも多い。

そんなときは、

「実はかくかくしかじか……」

と、はっかの効能を手短に説明する。

するとたいてい、テーブルに着いている人みんなが、面白そうにそわそわしながら次々とはっか油のびんを回し、コップの水をぐるぐるかき混ぜるちょっと変わったグループとなることがほとんどだ。

普通の水のかわりに、ペリエやサンペレグリノ、クラブソーダなどの甘

みのない炭酸水がテーブルにあれば、「消化薬」としても「うがい薬」としても効果が一段アップするので、その場はさらに盛り上がる。

ガス入りの水はほんとにすごい。

そのままでも胃の調子を整えてくれるが、それだけではない。

うがい薬として使えば、炭酸水の発泡力が口中すみずみまでいきわたって、汚れをしゅわしゅわ落とし、歯の表面を驚くほどつるつるにしてくれるのだ。

その効果たるや、アメリカ西部の砂漠地帯をキャンプしながらドライブしていたとき、歯磨きが全くできなかった2日間を炭酸水のうがいだけでしのいで、証明済みなのである。

はっかの成分は、皮膚や粘膜から浸透して血行や新陳代謝を促すという。だからこそ、胃の働きもよくしてくれるわけだが、多すぎると、口の中がすーすーするのを通り越し、唇などひりひりすることもある。

そうならないように、はっか油は、グラス１杯（通常約２００㎖）の水に対して、１滴だけを入れるようにし、丁寧に、よくよく混ぜるわけだ。

もし勢い余って、ぽとぽとっと2滴入ってしまったら倍に薄めればいい。

それが無理なら、倍ほど念を入れてよくよく混ぜることで、なんとかなることもある。

ちなみに、外出先ではなく普段の喉用「うがい薬」やマウスウォッシュとしての話だが、はっかの辛みと苦みをいやがる子ども用には、薬局で買える植物性グリセリン[*1]を甘味付けとして、少し混ぜるといい（50mlに対してグリセリン小さじ1杯の割合）。

グリセリンは口の中の油汚れもきれいに落としてくれるし、そもそも、歯磨き剤に入れる自然な甘味料である。

少しばかり飲み込んでも全く大丈夫、心配無用なのもうれしい。

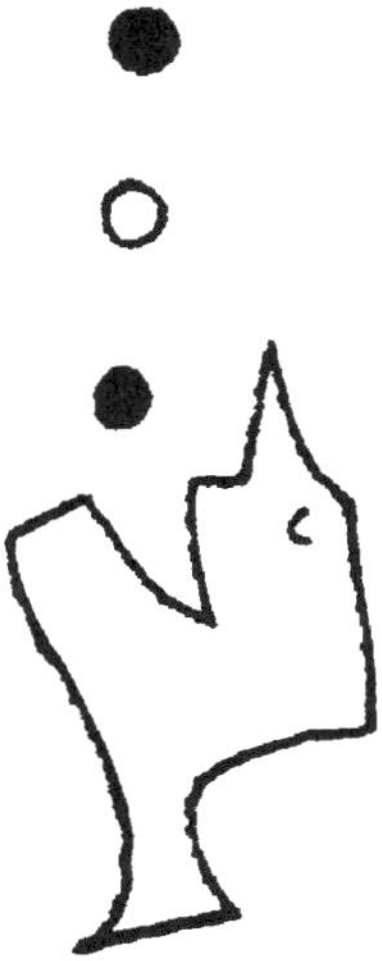

＊1　植物性石けんを製造する際の副産物で、パーム油やココナッツ油由来のものが多い。化粧品の保湿剤としての他、歯磨き用の甘味料、潤滑剤としても使われる。手作りボディケア用品の材料としては、とても基本的なもののひとつ。薬局で手に入る。石油由来の鉱物性グリセリンもあるので、購入時に確認するとよい。

レシピ2の2

# 子ども用
# ミントのマウスウォッシュ

### 材料・道具

- はっか油……1滴
- 水、または炭酸水(冷たくないもの)……200mℓ
- 植物性グリセリン……小さじ4杯(20mℓ)
- ふたつきの容器(ガラスの細口びんや保存びんなど750mℓ以上のもの) ※187ページ参照

### 作り方・使い方

❶ 容器にグリセリンを入れて、はっか油を加える。
❷ ❶を横に揺り動かしてなじませる。
❸ 半量の水(100mℓ)を加えてふたをし、上下に勢いよく20回ほど振る。
❹ 残りの水を加えて、さらによく振る。

- 1回に50mℓほどを使ってうがいをする。最後のひと口は飲み込んでもよい。

### 効能

食後の口臭、胃もたれ予防。口内炎や風邪による喉の痛みの緩和。歯、歯茎、口中のクリーニングと抗菌。

レシピ2の1

# ミントのマウスウォッシュ

**材料・道具**

- はっか油……1滴
- 水、または炭酸水（冷たくないもの）……200mℓ

**作り方・使い方**

❶ グラス1杯の水（または炭酸水）に、はっか油1滴を垂らし、よく混ざるように丁寧に手早くかき混ぜる。

---

- ゆっくりと口に含ませながら2、3口を飲み込む（もし洗面所が使えるのなら、すべてを使い切って、口をすすぎ、喉のうがいをしてもよい）。

**効能**

食後の口臭、胃もたれ予防。口内炎や風邪による喉の痛みの緩和。歯、歯茎、口中のクリーニングと抗菌。

# 3 はっかのコットンボール

はっかの香りにふんわりと包まれて過ごしたい、あるいは、はっかの香りを身にまといたいと思ったら、一番手軽な方法は、はっか油を数滴ぽとりぽとりとコットンボールに垂らして、しみこませることだろう。

はっか油を使い始めてしばらくは、もっぱらポケットミント（レシピ1）を外出先や電車の中で取り出し、びんから直接香りを吸い込んでいた。けれども、「それ何？」ときかれることが度重なったある頃、人目をそばだてない、もうちょっと慎《つつ》ましやかな方法がないものか、と工夫したのが、はっかのコットンボールだ。

化粧用の丸いコットンボールに4、5滴のはっか油を含ませて、上着の胸ポケットの中にしのばせておくというのが最初にやった方法で、結果は上々。だが、服のすべてに胸ポケットが付いているわけではない。

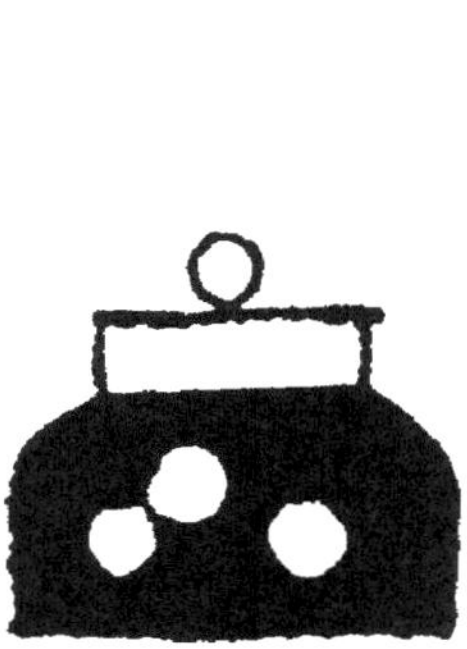

そこで試しに、今度は2、3滴しみこませたはっかのコットンボールをふたつ作り、胸元の下着の中に左右ひとつずつ入れてみた。するとびっくり、上着のポケットに入れていたときには「すっきりさわやか芳香剤」みたいだった香りが、体温で温められてじんわりと広がっていくにつれ、しっとり、ゆったり。

なんだか少しばかり、「香水」のような雰囲気を装い始めたのだ。

同じはっか油でも香らせ方をちょっと変えるだけで、全く別物となり、バリエーションが広がることに、ちょっとびっくりした。

こうすれば、体温でゆっくりと広がっていく香りを、ほぼ一日中楽しめる。

もちろん、そうは言っても、香水にくらべると、いかにも生一本《きいっぽん》でまじりけがない。

だが、中途半端な香水の世慣れた感じよりはいっそ潔く、りんとしていて悪くないのだ。

「香り」というものが、TPOに合わせて「こんな自分でありたい」という雰囲気を醸《かも》し出すための装いの手段だとすると、意外なことに、薬局のはっか油だって、けっこう使えて勝負ができる。

仕事場などならなおさらだ。

そもそも、眠気覚ましや流行《はや》り風邪の予防になる香水なんて、他にはない。加えて、仕事の会食中などでも、本人の知らぬうちに、香りが邪魔になることもない。基本的に顔をしかめられることがないというのは、実はとっても大きなポイントだ。

ユニセックスな香りであることも、心にとめておいてよいが、和種のはっか油も、産地によって香りが違うので、手に入るものを比べてみて、好きな香りを選ぶのも面白い。コロンや香水代わりに使うなら、湿布系の香りよりは、インド産など、やや甘い華やかなものを選ぶといいだろう。

はっか油は原液を薄めずに直接触れると、人によっては皮膚への刺激を引き起こす。そのままふりかけると布地に染みを作ることもあるが、こうしてコットンボールに含ませれば安心だ。

胸元に入れるときには、はっか油をしみこませた表面が肌に直接当たらないように気をつける。

下着の形などによって、四角い化粧用のコットンパフの方が据わりがいいようなら、もちろんそれでもかまわない。

はっか油をこうしていったんコットンボールなどに含ませれば、下着に入れずとも、ハンカチなどに包みこんで使うこともできる。

ハンカチにはさんで、それで額やこめかみの汗を押さえたり、鼻や口元に当てて深呼吸すれば、メントールを肺の中いっぱいに送り込める。

コットンボールやパフが手元にないなら、もちろんティッシュを何枚か折りたたんで使ってもいい。香りが揮発し、ものたりなくなったら、随時精油を追加すればいいだけだし、一日の終わりには惜しげなく捨てることができるので、清潔を保つのも難しくない。


はっか油の香りで全身リラックスして、すっかり力がぬけ、寝付きがよくなるタイプの人もいる。眠るときにもその香りに包まれていたいという、そんな熱烈なはっかファンなら、枕カバーの内側、枕の下側に、コットンボールをしのばせておくことも可能だ。

ただし、はっかの香りで感覚がクリアになって、目が覚めてしまうタイプの人もいるので要注意である。

鎮静効果の高いラベンダーの精油とはっか油を半々ぐらいにブレンドすれば問題ないという場合も多い。だが、今夜は何が何でもぐっすり眠らなければという大事な日に、入眠のための精油としてはっか油を初めて使うのは、やめておいた方がいいだろう。

いずれにしても、コットンボールがあれば、アロマポット[*1]やディフューザー[*2]が手元になくても大丈夫。

いつでもどこでも「はっかセラピー」が楽しめる。

コットンボールを小皿にちょこんとのせて、作業中のデスクの上に置いておくこともできる。

ちょっと一休み、というとき、手ざわりのやさしい無漂白のオーガニックコットンパフをふんわりとほぐして丸くするのも楽しい。

手先をちょいちょいと動かすだけで、気分は変わる。

生成《きな》りのコットンボールがかわいらしく丸まったら、ちょっときれいな小皿にのせてはっか油を垂らす。

そのころりとした形を見ているだけで、なんだか気持ちがのんびりするのも不思議だ。

＊1、＊2　いずれも、精油を揮発させ、香りを空中に拡散させるためのアロマテラピーの道具。

レシピ3

# はっかのコットンボール

**材料・道具**

- はっか油……2～6滴
- コットンボール……1個

**作り方・使い方**

❶ コットンボールに、はっか油を含ませる。

- 直接、皮膚にはっか油がつかないよう注意しながら、衣服や下着の見えない部分に挟む（体温で、はっか油がゆるやかに揮発するようにする）。
- あるいはハンカチに包み、額やこめかみ、鼻や口などに当てながらはっかの香りを吸い込む。
- はっか油を含ませたコットンボールを小皿にのせて、そばに置き、香りを楽しんでもよい。

**効能**

心身疲労時、精神鬱屈《うっくつ》時、緊張時の気分転換に。仕事中、運転中の眠気覚まし、乗り物酔い、緊張性の頭痛、吐き気、鼻づまりなどの緩和。風邪の予防。

# 4

# はっかのウェットティッシュ
## ―紙おしぼり

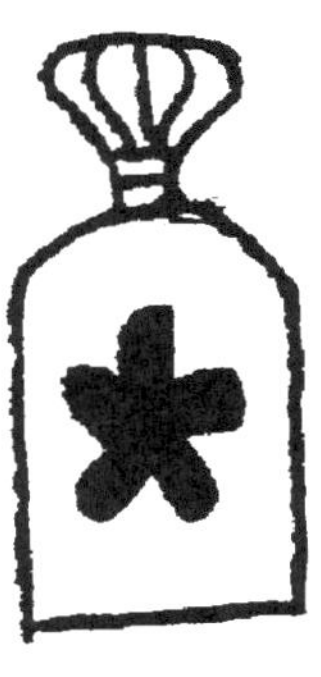

このレシピができたのは、何年か前に、飛行機への液体持ち込みが制限されたのがきっかけだった。

機内の乾燥はものすごい。長時間の国際線に無防備に乗り込めば、数時間後、顔や手は無惨にもぱりぱりだ。その対策に毎度、ラベンダーやローズの芳香水を作って、ローションとしてたっぷりスプレーびんに入れて持ち込んでいたのに、あるときからそれが自由にできなくなったのだ。

過酷な肌環境に加え、電車や船と違って景色の移り変わりもそう楽しめない長旅には気分転換が必須。典雅な花の香りのローションは、一抹の救いである。それなしで10時間以上、暗くて狭く空気のよくない機内に閉じ込められることを思うと、旅の前途ににわかに暗雲がたちこめた。

はてさて、どうするか……と思案しつつ旅の前日、皿洗いのあとのキッチンカウンターの水滴をふきんで拭き取りながら、はたと思いついたのだ。

液体そのままがだめなら、固体にしみこませて持ち込んではどうか？

液体を含んでぬれてはいても、持ち込み禁止のリストに「ウェットティッシュ」は載っていない。

さっそくキッチン用のペーパータオルを使いやすそうな大きさ（８つ折りほど）に折りたたみ、小さなジッパー付きのビニール袋に12枚ほど詰め込んだ。そして、普段の化粧水である自家製ラベンダーウォーターを１００㎖注ぎ込み、きっちりと封をした。

すると、花の芳香水はペーパータオルに見る見るうちに吸い込まれ、薄くてコンパクトなウェットティッシュのパックが出来上がったのである。うれしいことに、小さなバッグに入れるなら、コロコロした化粧びんよりこの方が持ちやすそうだ。

気をよくして夫専用のひげそりローションやお手拭き用にも１パック。勢い余って気分転換にとローズの化粧水をもう１パック。

３００㎖分のローションが、あっという間に紙おしぼりになって、すっきりとバッグに収まった。

これは抜群に使いやすくて、手をはじめ、身の回りのいろいろなものの汚れを簡単に落とすことができる。

手軽に洗面できないときに、これで顔の汚れを落とせるのも便利だし、さらにそのあと1枚手にとって、手のひらにきゅっと絞り出し、化粧水として使うこともできる。旅行時になぜ初めから、びん入りローションではなくてこれを使わなかったのかと思ったぐらいだ。

私自身はとても勇気がなくてやったことはないが、ある友人は、この1枚を顔にぺったり広げてパックをしながら移動中の乗り物内で睡眠をとるという猛者《もさ》である。証言によれば、効き目は「すっごくいい！」らしい。

さて、はっか油を使ってこれを作ると、ハイキングやピクニックにぴったりのさわやかで便利な紙おしぼり*1となる。

はっか油の抗菌作用のおかげで、お弁当を広げる時のお手拭きや、落とした箸などの備品をきれいにするぬれタオルとしても安心して使える。

手を動かすと、ほのかに香るはっかの空気が心地よい。

市販のウェットティッシュの中には、アルコールや合成抗菌剤、保存料などの添加物が含まれているものも多く、私の場合、手をふいたあとでか

＊1　ペーパータオルに染みこませる前のはっかのローションは、手の消毒やスプラッシュとしておすすめ。スプレーボトルに入れるとよい。メントールが刺激となることがあるので、化粧水としては普通使われない。

さかさ乾燥することがよくある。だが、この自家製おしぼりには、はっか油を水に溶かし込むために植物性グリセリンを使い、これが保湿剤の役目もするので、使い心地はしっとりだ。

はっか油に限らず、精油を使った自家製のローションには、保存料が入っていないが、精油自体の抗菌作用があるので、びんに入れれば室温で1カ月は日持ちする。ウェットティッシュの場合は、びんから振り出すのと違って、袋から取り出すときにどうしても手が触れてしまうから雑菌が入りやすい。とはいえ、3、4日なら、ほぼ傷む心配もないようだ。

我が家の非常用防災袋には、はっか油の小びんがもともと入っていたのだが、ウェットティッシュのレシピができてしばらくしてから、これ専用の小さいジッパー付き袋が数枚加わった。

前述の友人が、「はっか油のティッシュはね、旅先で、非常時におしりをきれいにするのにも、ほんとに使えるわよ～！」と勇んで電話をくれたからだ。

出会ってもう20年近くにもなるけれど、はっか油の小びんがくれる安心感の幅広さには、まだまだ先があるような気がしている。

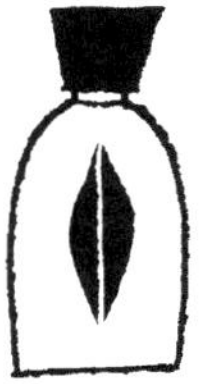

**作り方・使い方**

❶ 容器に植物性グリセリンを入れ、その上にはっか油をたらす。

❷ ❶を横に揺り動かして、はっか油とグリセリンをよくなじませる。

❸ ❷に半量の水（50mℓ）を入れ、容器にふたをして上下に勢いよく20回ほど振る。

❹ 残りの水を加えてさらによく振ると、ミントのローションのできあがり。

❺ キッチンペーパー10〜15枚（ペーパーの大きさや厚さによって加減する）を1枚ずつ使いやすい大きさに折りたたむ。

❻ ジッパーつきビニール袋に、折りたたんだキッチンペーパーを入れて、❹を注ぎ入れ、封をする。

❼ 袋を押さえてキッチンペーパー全体にローションをまんべんなくしみこませる。

---

● 必要に応じて1枚ずつ取り出し、お手拭きなど、ウェットティッシュとして使う。

レシピ4

# はっかのウェットティッシュ
# ―紙おしぼり

**材料・道具**

- はっか油……2滴
- 水……100mℓ
- 植物性グリセリン……小さじ2分の1
- キッチンペーパー（ペーパータオル）……約10～15枚
- ジッパーつきビニール袋……1枚
- ふたつきの容器（ガラスの細口びんや保存びんなど750mℓ以上のもの）　※187ページ参照

※ラベンダーの化粧水を作る場合は、はっか油2滴をラベンダーの精油5滴に代える。
※ローズの化粧水を作る場合は、はっか油2滴をローズの精油1滴に代える。

**効能**

抗菌・洗浄。保湿。心身疲労時、精神鬱屈時、緊張時の気分転換におしぼりとして。

# 5 はっかのマスク

最近知って、ちょっとびっくりしたことがある。

「人間は環境化学物質の83%を空気（肺）から取り込む」というのだ。

ちなみに「食品から7%、飲料からは8%」というところらしい。[*1]

その比率を知って改めて考えてみると、「食事や水に気をつかう」という意識にくらべ、健康を保つのにからだがどれだけきれいな空気を必要としているかは、やや軽視されがちな気がする。からだに入るのは同じでも、食べ物や水とちがって空気は目に見えないからかもしれない。

とはいえ、空気をコントロールするのは、食品や飲み物とくらべてかなりむずかしい。そこでせめてはと、時にマスクの出番である。

どんな空気を吸うか、選ぶことはなかなかできないのだから、場合によっては、マスクできちんと戸締まりしなければ、83%丸腰だ。

＊1　「住まいと人体―工学的視点から―」村上周三（『臨床環境医学』第9巻第2号（49ページより）

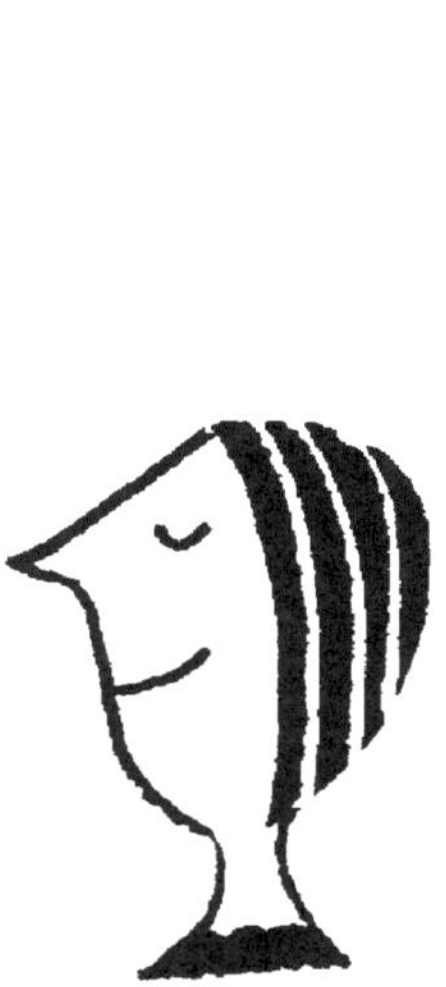

風に舞う黄砂《こうさ》、排ガス、ＰＭ２・５、花粉、ウイルス、放射性微粒子[＊2]などなど、昨今は空気の世界もひどくまがまがしい。

私も出かけるときにマスクをすることが以前より多くなった。

いつでも思いっきり深呼吸できるわけじゃないというのは、考えてみれば、つくづく悲しいことである。

でも、嘆いてばかりもいられない。対策するなら、少しでも楽しく気持ちよく、と思う。それに、何でも使い捨てにするのも気がとがめる。

そこで最初は、麻か木綿《もめん》の生地で肌ざわりのいいマスクを顔にぴったり合わせて作り、洗って大事に使おうと考えた。それに、見かけがそう悪くないものを自分で工夫してみるのも、ご愛敬かもしれないと思ったのだ。

ところが、知り合いのドクターから、ちょっと待て、とストップがかかった。

「あなたがマスクで防ごうと思っているようなものは、汚れと違って目に見えないことが多いし、繊維に入り込んだら、洗濯機や手洗いですんなり落ちてくれるわけじゃないよ。普通の衣服ならともかく、マスクは口や鼻に直接当たるんだし、微粒子やばい菌の盾として使うのなら、割り切って

＊2　放射性物質の微細な破片、または、放射性物質が結合した細かいチリやほこりなど。

使い捨てにした方がいいと思うね。僕らの医療用マスクだって、手洗いして使い回したりはしないからね」

とのこと……。ふーむ、なるほど。

というわけで、その後も試行錯誤はあったのだが、最終的には聞き分けよく、市販の不織布《ふしょくふ》マスクを使うことにした。

ところが、鼻に当たると微妙な薬品のような臭いが気になって、快適とはいいがたい。我慢しても、なかなか慣れない。

そこで、困ったときのはっか油頼み。マスクに香りを移して使うことにした。清涼感で気分がすーっとするだけでなく、メントールの作用で抗菌もできる。一石二鳥というわけだ。

はっか油をしみこませたコットンをジッパーつきビニール袋に入れ[*3]、香りを充満させた小さな密閉空間を作る。その中に、1時間ほどマスクを置いておくと自然に香りが移る。1時間と言わず1日以上置くと、香りがなじんで、もっといい感じである。

ただの不織布マスクより、安心感もパワーアップ。

はっか油のリラックス効果もあり、電車の中の居眠りもゆったりと気分

＊3　まとめて作り置きにするなら、密封できる缶などを使ってもいい。

がいい。1枚ずつ小分けにして小さな袋に密封し、持ち歩くと、どこに出かけるのも準備万端、どんと来い、という気分である。

ところで、チリや風邪のウイルスもさることながら、マスクに絶大な効果があるのは、なんといっても乾燥対策である。

はっかのマスクを使い始めた頃、気持ちよさに気をよくし、風邪をひいていたわけでもないのに、試しにマスクをしたまま、一晩寝てみた。

寒い季節だったのだが、うれしい保温効果があって、薄いガーゼのかけ布団1枚分ぐらい、いつもより温かだ。

そして起きぬけの喉は、奥までなめらか。いつもならちょっと閉口するほど乾いていて、すぐにうがいがしたくなるのに、いたって快適である。

何より驚いたのが、鏡で顔を見たときで、いったいどうした？　と思うぐらい、つやつやしっとりしている。さわって思わず「おおー！」と声が。

マスク1枚ですごいトリートメント効果だ。

目の下からあごまですっぽりと大きなマスクで覆うというのは、就寝のいでたちとしては優雅さからおよそかけ離れている。というか、見た目は少し怖いかも。あるいは、怖くなくても、ちょっと変。

だが、顰蹙《ひんしゅく》をかわないため、家族より遅く寝て早く起きるという手間をかけたとしても、これならたまにやるだけの値打ちはある、と鏡に向かって密かに確信したのである。

それから数年経った今……。

「風邪をひきそうかな」と思ったら、家族も私も喉を守るため、寝床に入る前に、何のためらいもなくマスクを装着する。

寝室を共にする者、雁首《がんくび》そろえてはっかのマスクをするなり、である。

起床時、喉も肌もほんとうに気持ちがいいので、それがきっかけで、数日連用ということになる場合が多い。

おかげでもう何年も、冬に風邪をひいていない。

優雅な寝姿を放棄したとしても、実りは大きかった。

家ぐるみで納得のレシピなのである。

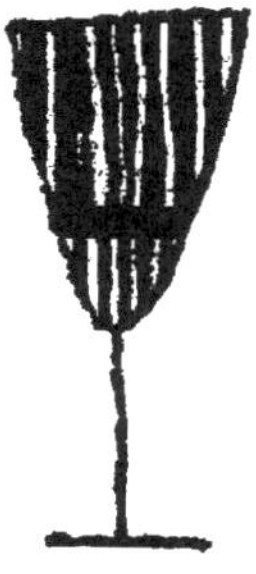

レシピ5

# はっかのマスク

## 材料・道具

- はっか油……5滴
- 脱脂綿（化粧用コットンパフでよい）……1枚
- 市販の不織布マスク……10枚
- 大きめのジッパーつきビニール袋……1枚

## 作り方・使い方

❶ 脱脂綿にはっか油を垂らし、ジッパーつきビニール袋に入れる。
❷ はっか油を含ませた脱脂綿に、マスクの肌に当てる側が直接触れないよう気をつけながら、マスクをまとめて袋に入れる。
❸ 軽く空気を入れ、袋をやや膨らませながら、空気が漏れないように封をする。

- 1時間以上置いて、はっか油の香りがマスクに移るのを待って使用する。

### 効能

ほこりやチリ、花粉、排ガスよけ、喉や顔の乾燥防止。抗菌、保湿。風邪の予防。

# 6 はっかの風邪用スチームバス

暑い夏には、マスクがしづらい。

レシピ5のようにはっか油で清涼感を加味しても、ひどく蒸し蒸しする梅雨時や盛夏に、保温効果満点のマスク装着は、なかなか厳しいことがある。

たぶんそのせいだろう、我が家では、喉や鼻の「注意報」発令は、冬より夏のことが多い。そして「はっかの風邪用スチームバス」の出番となる。

これは、喉がむずむず、あるいはちょっとひりひり、もしくは鼻がつまったりして、あれ、風邪のひき始めかな？　というとき、悪化をそこでくい止めるトリートメントの定番だ。

帰宅してうがいをしたあとや寝る前に、ソファやベッドの上で足をのばし、ゆったりとした気分で香りを吸い込むと、喉だけでなく気持ちもほっ

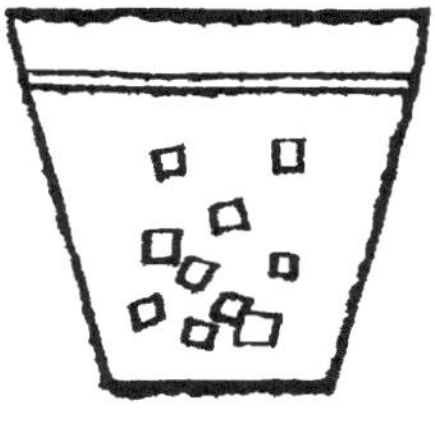

と一息つける。

やり方はとても簡単。

まず、やかんでお湯を沸かす。熱々のお湯をマグカップなど、安定していて持ちやすい厚手の容《い》れ物に注ぎ入れる。そこにはっか油を3滴垂らせば準備ＯＫ。あとは楽な姿勢をとるだけだ。

熱い湯をこぼさないように注意しながら、まずはゆっくりと息を吐く。それからしっかりとカップを持って顔を近づけ、のぼる蒸気の上で口を開け、少しずつ、ほんとうにゆっくりと少しずつ、息を吸い込む。

勢いよく一度に吸い込むと、ごほごほ、むせてしまうので要注意である。

目がひどく疲れているときなど、はっかの蒸気がうっすらと目に当たると、とても気持ちよく感じられることもある。が、刺激を感じてよくない場合もあるから、そんなときには目をつぶり、カップの位置を加減しながら、喉と鼻だけにゆったりと蒸気が当たるようにする。

精油の効果がどう感じられるかは、人によってそれぞれで、同じ人でも体調でいろいろ変化する。喉の痛みや鼻づまりの程度によって、「これがちょうど」と感じられる吸い込み方や、カップの距離、時間が違ってくる。だから、自分でちょうどの頃合いを見計らうわけだが、たいてい、無理に吸い込もうとしなくても、蒸気は自然に上がってくるので、まずは口を開けてみることだ。

「風邪用」とネーミングしてあるものの、実際は風邪にかぎらず、どんな理由であれ、喉が荒れてひりひりするようなときには、このスチームバスが心地よい。空気の汚れた街中《なか》から帰ってきて、喉がいがらっぽいというようなときに、持ってこいである。

両手で抱えたカップからのぼってくるはっかの香りに包まれながら、1杯の湯がゆっくりと冷めていく間に、伸ばしたからだ全体の緊張がときほぐされていく。たった5分ほどのことだが、そのたった5分を自分の呼吸と手元の蒸気だけにゆったり集中することが、神経とからだを休めてくれるのだ。

もし、風邪の初期症状が喉の奥から胸の方まで進入し、咳まで出るようになってしまったら、はっか油に加えてユーカリ[*1]の精油を3滴加えたスチームバスにする。むせないように気をつけながら、少し深く、肺の中まで

＊1　フトモモ科の木で、葉から採れる精油は吸入により花粉症やインフルエンザ、気管支炎、鼻炎、肺炎、ハウスダストや排ガスによるアレルギーなどの症状を和らげるとされる。

蒸気を吸い込むようにする。普段より特に空気の悪い場所に出かけたあとも、こうしてユーカリを加えることが多い。

はっかとユーカリの精油を合わせると、排ガスのチリや、カビ、ダニなどのハウスダストによる空気の汚れからも粘膜を保護する力があり、花粉症の症状も和らげると言われている。

こんな簡単なことで、実際、胸の中までさっぱりと洗われたような感覚になり、その後、気持ちよく眠れることが多い。やるとやらないでは、大違いである。

いずれにしても、まずはあさっての方向に息を深く吐き出すのが大事。そして、カップの周辺から少しずつ、ゆっくりと吸い込むのがコツだ。

私の場合は、もっぱら家でゆっくりしながらスチームバスを楽しむが、会社勤めの友人は、しょっちゅうデスクの上ではっかの蒸気を立てているという。

「もちろん仕事中にカップを持って吸い込むわけじゃないんだけど。たまに立ったついでに、カップをチンして温めて、はっか油を垂らすの。オフィスの空気は澱《よど》んでいるし、乾燥するし……。これをそばに置いておくだけで、頭もなんだか軽くなるし、気分も全然違うのよ」と言う。

いずれにしても、片手間にちょちょいと体調や気分への目配りができる習慣が身につけば、あまりひどい風邪をひいたりはしない気がする。

これまでを振り返ってみても、たちの悪い風邪にさくっと足をすくわれるのは、「たった5分」のスチームバスのタイミングさえ逃すほど、頭もからだもいっぱいいっぱいのときだ。

カップとはっか油の使い手として上達し、日常をせわしなく駆けつつ、「キーポイントの5分」をうまく捉えて、危ないところを切り抜けられたときの満足感は大きい。

「技あり！」と声高らかに、さらに走り出していきたい気分である。

あまり気をよくしすぎて油断すると、直後にうっちゃりを食らうこともあるから、慢心は大敵なのだけれど……。

レシピ６

# はっかの風邪用スチームバス

**材料・道具**

- はっか油……３滴

または、はっか油とユーカリ油……各３滴ずつ

- 熱湯……カップ１杯（約200mℓ）
- 手に持ちやすいマグカップなど……１個

**作り方・使い方**

❶ カップに熱湯を入れ、はっか油３滴（または、はっか油３滴＋ユーカリ油３滴）を垂らす。

- まず息を吐き出す。そのあとカップの上で、むせないように気をつけながら、ゆっくりと少しずつ息を吸い込み、蒸気を喉に当てる。
- 目に刺激が感じられるようなら、目を閉じて行うとよい。カップの距離や蒸気を当てる時間は好みで調節する。

**効能**

風邪の予防。喉の痛み、鼻づまり、気管支の炎症、咳、緊張性の頭痛などの緩和。ほこりや花粉、排ガス由来の喉の違和感の緩和や肺の中をすっきりさせるのに。

# 7 シンプルなはっかのバーム

祖父母や親の代、そして私が子どもの頃まで、はっか入りの軟膏は、家庭常備薬の定番だったと思う。傷や虫刺され、かゆみ、ひび、あかぎれ、しもやけ、打ち身や筋肉痛の手当てにと、ずいぶん使い途は広かった。

これは、アメリカ人の夫の家族やその親戚に聞いても、皆やっぱりそうだったと言うので、どうやら洋の東西を問わないようだ。

そんな昔ながらの市販薬で、誰もが聞いたことがあるといえば、代表的なのは、「メンソレータム」や「タイガーバーム」などだろう。いずれも、はっか油の薬効を主要な成分として取り入れている。

「メンソレータム」というのは元々、19世紀に同名のアメリカの会社が製造、販売を始めた軟膏の名称だが、それは、はっかの成分「メンソール」(=メントール)とワセリンの別名「ペトロレータム」を組み合わせた造語だ

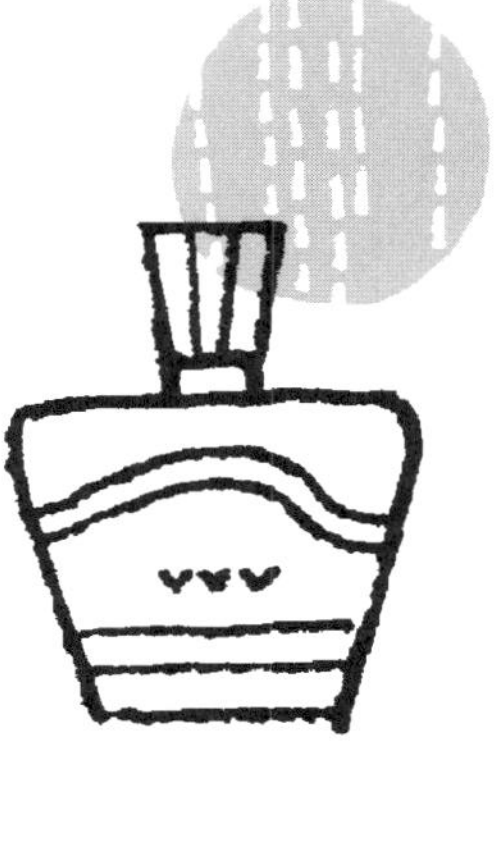

という。実際の製品には、はっか以外にも、別の成分がいくつか組み合わされていたようだ。

それでも「名は体《たい》を表す」というわけで、そこからヒントをもらい、基本のはっか油とワセリン（両方とも薬局で手に入る）をちょちょいと混ぜ合わせると、即席自家製シンプル軟膏が出来上がる。

小さな傷や虫刺されなどのかゆみ止めとして、効きめも決して悪くない。こめかみにつけると、緊張や疲れがゆるむ。

すーっとするはっかの冷涼さは、体感としては、こもった熱をいかにも冷ましてくれそうである。けれども実際には、はっかの成分を肌につけると、その部分の血行をよくしてじんわりと温めるのだという。熱を持った患部を冷やすような心地よさを与えると同時に、血液の循環を促して、こった筋肉をほぐしたり、傷んだ細胞の治りを早めてくれるらしい。

気になる部分に適量をすり込むと、[*1] 天然のはっかの香りと素朴な軟膏の肌ざわりがゆったりと気持ちをほぐす。体温で温められると、ぬりこんだ表面から、友だちと鬼ごっこをして駆けまわっていた頃を思い出させるようななつかしさがのぼってくる。

＊1　ぬる量や場所によって、使用感や効きめが大きく変わるので、自分にとって心地のいい頃合いを試すとよい。目の周囲や粘膜など、敏感な部分にはつけないように注意する。

大人になってからは、転んでひざを擦《す》りむくことは、めったになくなったし、ひびやあかぎれ、しもやけなども、いつしかできなくなった。

なので私の場合、この軟膏の一番の出番といえば、夏に庭に出たり、外歩きをしたりするときの虫除《よ》けだと思う。

蚊やアブ、蜂などは、はっか油の香りが苦手で寄ってこない。軟膏にして肌にすり込むと香りが長持ちし、2、3時間は効果があるようなので、必要に応じてぬり直す。もし、うっかりぬり忘れて蚊に刺されてしまったら、同じバームがかゆみ止めにもなる。

外でお弁当を広げるときなど、市販の虫除けのにおいには自分がやられてしまうことが多いので、もっぱら、はっかのバームがたよりである。

面白いことに、カラスもはっかの香りがひどく苦手なのだという。

そう言えば、都会の公園でのあるお昼時、すぐそばで通行人をしつこく追いかけ回している2羽のカラスたちが、こちらのテーブルを襲撃してくる様子は全くなかった。あれが果たして、このバームとウェットティッシュ（レシピ4）の相乗効果だったのかは定かではない。

ほんとうのところをカラスに訊《き》けるといいのだが……。

レシピ7

# シンプルなはっかのバーム

### 材料・道具

- はっか油……60滴（はっか油多めのレシピの場合は80滴）
- ワセリン……10g
- ふたつきの容器（メンタム缶やクリーム容器など）

※187ページ参照

### 作り方・使い方

❶ ワセリンにはっか油（標準で60滴）を垂らし、よく混ぜ合わせる。

❷ メンタム缶やクリーム用容器など、ふたつきの密閉容器に保存する。

---

- パッチテスト（ひじの内側に少量をつけて、半日ほど様子を見る）をし、はっかのスースーとした使用感以外に刺激がないことを確かめた上で、適所に適量をぬって使う。

### 効能

軽い切り傷ややけど、虫刺され。虫除け。心身疲労時、精神鬱屈時、緊張時の気分転換に。仕事中、運転中の眠気覚ましに。肩こり、乗り物酔い、緊張性の頭痛、吐き気、鼻づまりなどの緩和。

# 8 ひと手間かけたはっかのバーム

夫は、「はっかの軟膏」と聞くと、傷や虫刺されよりも、風邪をひいたときのことを思い出すと言う。

小さな子どもの頃、咳や鼻づまりで呼吸がしづらいとき、喉や気管支が痛いとき、母親がはっか入りの軟膏を胸にすり込んでくれると、すーっと楽になって、とっても気持ちがよかったというのだ。

ある香りがこんなふうに母の優しい手の感触と対になって小さな胸に刻み込まれると、後の人生にそれがもたらす安心感と、その治癒効果は限りなく大きい。

何十年経った今でも夫が風邪をひいたら、はっかの軟膏を用意すれば、本人は、どことなく落ち着いてご機嫌。私まで、遠き日の義母の手当ての恩恵にあずかれる。

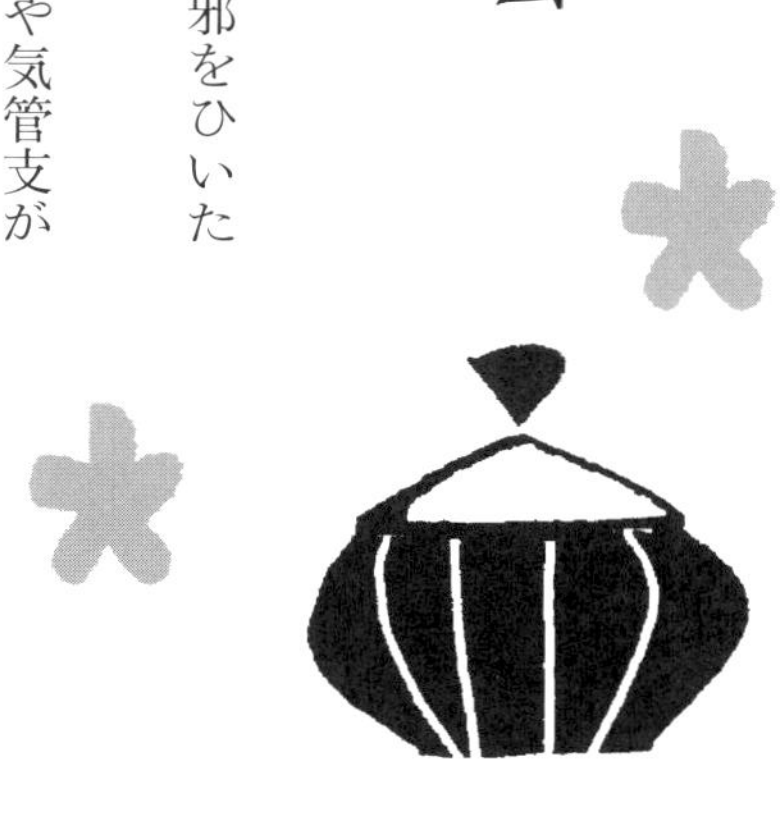

レシピ7で紹介したシンプルなはっかのバームでも、咳や鼻づまりのとき、あるいは息が少しぜいぜいするとき、たっぷり胸にすりこむと、それなりの効果がちゃんとある。

体温で温められて気化したはっか油の見えない霧が、じんわりと上がってきて、自然と吸引できるからだ。

ただ我が家では、夫の個人的な子ども時代の思い出パワーを、治癒にめいっぱい生かせるようにしたかったので、同じバームでも風邪用レシピにはひと手間かけることにした。

まずは、香りを思い出のものにより近づけ、効能自体も一段とアップさせるために、はっか油に加えて、ユーカリ[*1]、ティートゥリー[*2]、ラベンダー[*3]の精油をブレンドしたのだ。

すると不思議なことに出来上がったのは、「タイガーバーム」と呼ばれる東洋の軟膏の伝統的なレシピに、なんだか似たものになった。

義母が使っていたのは、たぶん「ヴェポラップ」というアメリカの軟膏だろうと思うのだけど……。

後で調べてみてわかったのだが、興味深いことに、「メンソレータム」

＊1　フトモモ科の木で、葉から採れる精油は吸入により花粉症やインフルエンザ、気管支炎、鼻炎、肺炎、ハウスダストや排ガスによるアレルギーなどの症状を和らげるとされる。

＊2　フトモモ科の木で、葉から採れる精油は吸入や塗布によりウイルスや細菌による感染、筋肉痛や打撲による炎症を抑えるとされる。

＊3　シソ科の灌木《かんぼく》で、花と葉から採れる精油は、吸入や塗布により心身の緊張を和らげ、筋肉痛や偏頭痛を緩和し、軽いやけどや傷の修復を助け、真菌による感染症の症状を抑え、肌の調子を整えるとされる。

も「タイガーバーム」も「ヴェポラッブ」も、ブレンドの割合や香りにそれぞれ特徴があるものの、有効成分の原料自体には、もともとかなり似通ったところがあるらしい。要は、ざっくり言えば、やはり「はっかのバーム」のファミリーなのである。

　このレシピのもうひとつの工夫は、精油を溶かし込むベースクリームを、より肌にいいものにしたことだ。

　市販のものはワセリンとパラフィンを合わせたものであることが多いが、肌の敏感な家族が、かなり大きな面積に繰り返し使っても大丈夫なようにしたかった。

　そこで、古来、クリームの基剤として使われることの多いみつろう[*4]とシアバター[*5]、ホホバオイル[*6]を組み合わせることにしたのだ。

　3つとも、薬局には置いていないことが多いが、アロマテラピーのお店や通販などで手に入る。

　これらを組み合わせると、その分、材料費は少し余分にかかってしまうけれど、ワセリンよりもべたつきが少なく肌への効能も加わる上、軽めの使い心地を実現できる。

＊4　ミツバチの巣から採れる天然の固形ワックスで、古代ギリシャ、ローマの時代から医療用軟膏の基剤。脱臭脱色したさらしみつろう（白）とはちみつの香りがする未精製のみつろう（黄色）があるが、このレシピの場合、好みで選んでよい。

＊5　シアの木の実を搾《しぼ》った固形の植物性バターで、産地の西アフリカでは、ぬった場所の血行をよくすると言われ、そのままで、傷ややけど、うちみやねんざ、筋肉痛の薬として使われてきたという。

＊6　ホホバという灌木《かんぼく》の種を搾った天然の植物性液体ワックス。北米先住民の伝統外用薬で、日常の美容オイルとして使われる他、陽ざしで傷ん

なんと言っても、家族がまいって寝込んでいるときのためにと作るバームなのだから、虫除け用にくらべ、それなりに手間と気合いを込めておこうという心づもりである。

工夫のかいあり、夫はこのバームの香りが大好きなのだが、実のところ、はっか油そのものをいろんな形で日常に使いだしてから、我が家では、本格的に風邪をひくこと自体が、以前にくらべ、うんと少なくなった。

結果として今では夫も、喉や気管支のケアとしてはっかのバームを胸にぬるより、もっぱら筋肉や関節のこり、痛みのために肩や足、腕にぬることの方が多い。

風邪をあまりひかなくなったことは万々歳である。

が、少年老い易《やす》く、時にひざ伸び難し。

関節に軟膏をすりこめば、子ども時代は、はるかに遠ざかる。

それでも、たまにふたを開け、なつかしの香りをぬりのばすのは、そうまんざらでもなさそうだ。

だ肌や髪のケアには欠かせなかったとされる。現在も広く化粧用、医療用の基剤として使われる。

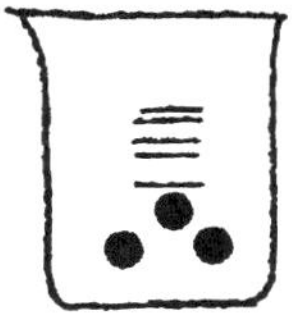

**作り方・使い方**

❶ みつろう、シアバター、ホホバオイルを耐熱容器に入れて弱火の湯煎《ゆせん》にかけ、溶けたら火を止める。
❷ みつろうが部分的に冷え固まらないように、耐熱容器を鍋に入れたまま精油を加え、竹串などで素早くかき混ぜる。
❸ 熱いので注意して容器を鍋から取り出し、クリーム容器に流し入れてふたをする。
❹ 室温になるまで冷まし、固まったらできあがり。急いで冷ましたいときは、冷蔵庫に入れる。

---

● パッチテスト（ひじの内側に少量をつけて、半日ほど様子を見る）をし、はっかのスースーとした使用感以外に刺激がないことを確かめた上で、適所に適量をぬって使う。

※ぬる量や場所によって、使用感や効き目が大きく変わるので、自分にとって心地のいい頃合いを試すとよい。

レシピ８

# ひと手間かけた はっかのバーム

## 材料・道具

- はっか油……60滴
- ユーカリ油……32滴
- ティートゥリー油……28滴
- ラベンダー油……４滴
- みつろう……３ｇ
- シアバター……２ｇ
- ホホバオイル……１ｇ
- 注ぎ口のついた耐熱容器（ビーカーなど）　※187ページ参照
- ふたつきの容器（メンタム缶やクリーム容器など）

※187ページ参照

※はっか油60滴のみで（ユーカリ油、ティートゥリー油、ラベンダー油を使わずに）作る場合は、みつろう２ｇ、シアバター１ｇ、ホホバオイル３ｇとする。

## 効能

インフルエンザ、風邪、咳、喉の痛み、緊張性の頭痛、喘息《ぜんそく》、鼻づまり、花粉症などの諸症状の緩和に。肩こり、筋肉痛、関節痛に。軽い切り傷ややけど、虫刺され、虫除けに。

# 第2章
# キッチンや洗面所も、はっか色の風

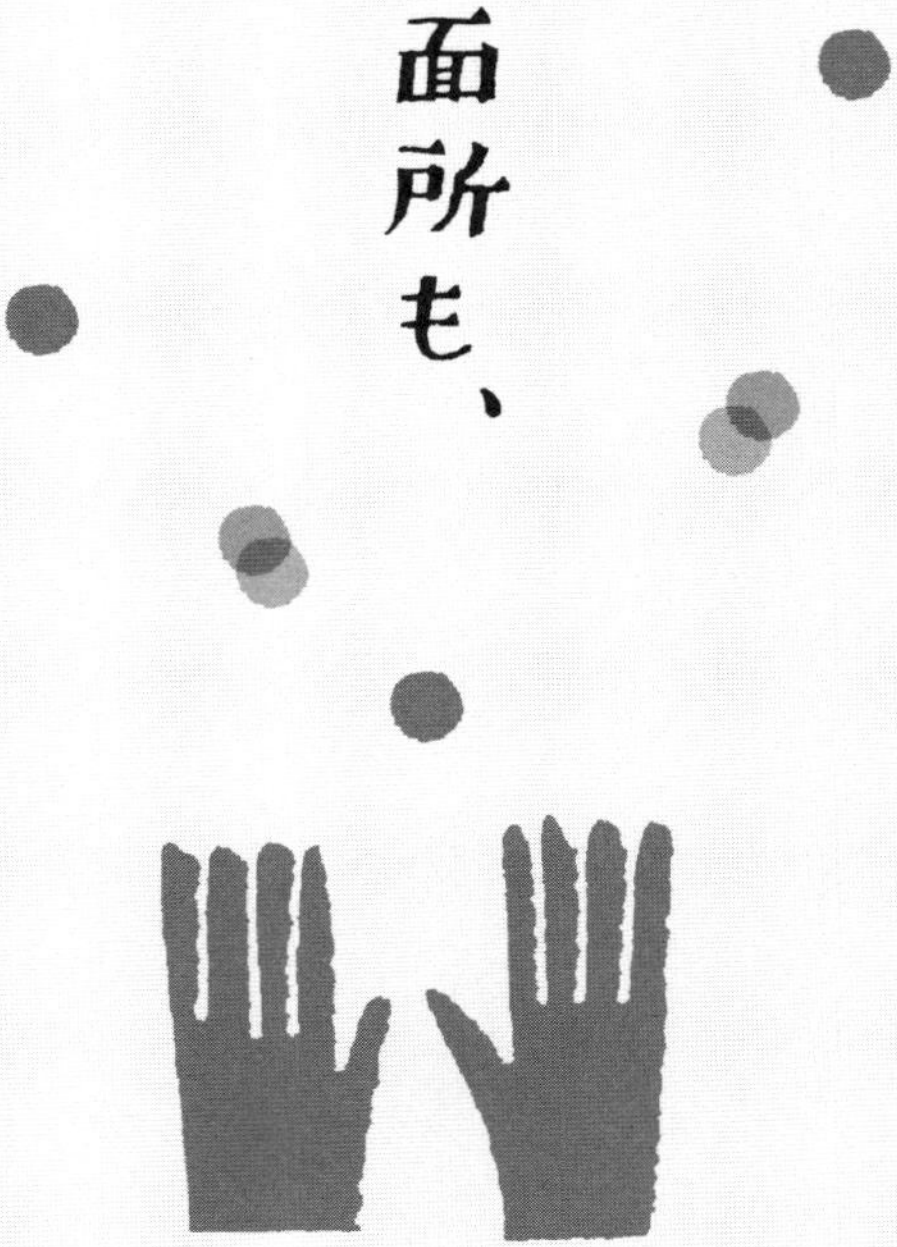

# 9 ミントの歯磨き・ミントのクリームクレンザー

私は歯磨きが大好きで、朝起きたとき、毎食後、寝る前と、1日5回、1回3分から5分ほどの歯磨きタイムは、一日のうちの楽しみのひとつだ。鏡を見ながらゆっくりと歯ブラシを使う。

日々食べものを粉砕し、味という摩訶《まか》不思議なものをひと噛《か》みごとに口中に放出してくれるのが、この歯という道具の一本一本だ。

その味を受けとめる舌も歯と同様、次の出番の前に、繊細なブラシの先端をデリケートに動かし、磨き備えておかなくてはならない。

日頃使っているこの歯ブラシだって、ぱっと見た目はいたって普通だが、「3列コンパクトヘッド・超先端極細毛」なるもの。

かかりつけの歯医者さんが、歯を仔細《しさい》に観察し、私の磨き方のクセを把握した上で、選んでくださったのだ。

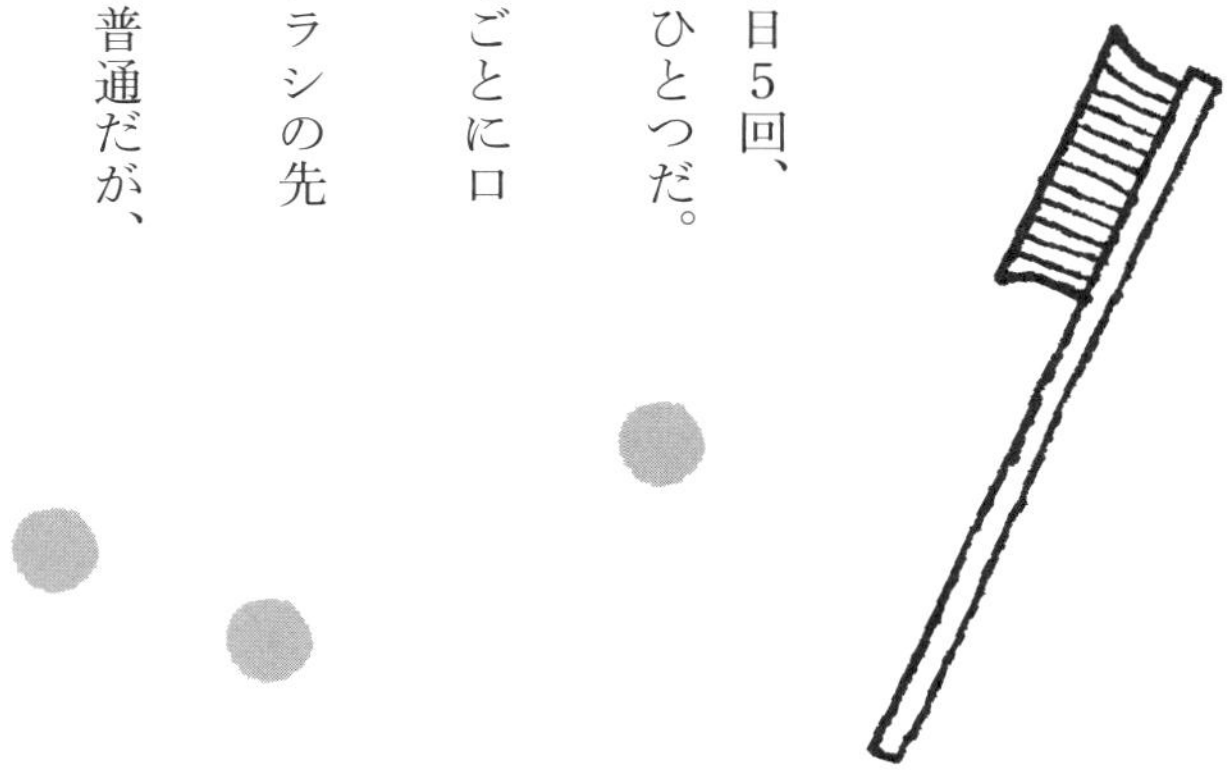

口がさっぱりすると、気分も新たに次の仕事にかかれる。一日のリズムをテンポよく作るのに、歯磨きの役割はまことに大きい。

歯磨きがことに楽しくなったのは、なんと言っても、安心で使い心地のいい歯磨き剤を自分で作るようになってからのことだ。

「口に入れても大丈夫」という薬局お墨付きのはっか油様々である。

この歯磨き剤のレシピは、15年前にも自著の中で「ミントの歯磨き」として書いたことがある。

ベーキングソーダ（重曹）[*1]と、薬局で手に入る植物性グリセリンを3対2の分量で混ぜ合わせ、はっか油で香り付けしただけのものだ。

ふたつきのガラス容器（実際は医療用万能つぼ）[*2]に入れ、からしスプーン[*3]で中身をすくって歯ブラシにのせ、使うというスタイルも変わらない。

この歯磨きを、日に5回使い始めてはや幾年《いくとせ》。

私の歯は絶好調なのである。

かかりつけの歯医者さんには、半年に1度通って、歯のチェックアップとクリーニングをお願いしているのだが、チェックアップのとき、一本一

＊1　ふくらし粉としても使用されるが、「ベーキングパウダー」とは別物なので注意。薬局やスーパー、通販などで手に入る。家事に使うなら使用量が多くなるので、ふくらし粉用の小さなパックではなく、大きなパックで購入するとよい。

＊2　本来は消毒用の脱脂綿などを収納したりするのに使われるガラスの壺《つぼ》。187ページの写真参照。

＊3　練りからしなどを少量すくうときに使われる小型のスプーン。187ページの写真参照。

本の歯と歯茎の間のポケットにプローブという先のとがった金属の棒状の道具をすっとさしこみ、ポケットの深さを測っていく。

1㎜以下ならまあ合格だが、2㎜、3㎜と深くなっていくと、歯と歯茎の間にばい菌が巣くって隙間が広がっているというわけで、歯周病警報点滅である。

きれいに磨けている歯と磨き足りない歯の成績のばらつきは、見事にこのポケットの深さの数字となって現れる。

歯医者さんとスタッフの方々の熱心な歯磨きテクニックのご指導のおかげもあり、ここ数年来、私は腕をめきめきと上げた。

歯周ポケットの深さは、なんと、ほぼすべての歯で0・5㎜。

スリーサイズや視力などは誇れる数字にほど遠いが、これぱかりは大いに自慢できる数字なのだ。

とはいっても、このことをわかってもらえる場はあまり多くはないので、私は半年に1度、

「たいしたものです。上出来、上出来!」

と、先生にほめていただけるのを楽しみに、せっせと、チェックアップ

に通う。

実はこの「ミントの歯磨き」、まったく同じものを「ミントのクリームクレンザー」として、ステンレスの鍋、やかんやキッチンのシンクを磨くのに使っている。

だから、歯磨きと同じように、このクレンザーを作ってスプーンつきの砂糖つぼに入れ、シンクのそばに備え付けてある。

「えっ、歯磨きペーストと鍋磨きのクレンザーが同じ？」

と驚かれることもあるが、歯も鍋も、食べものに触れるのは同じなのだから、飲み込んでも安心なものできれいにするのが、ほんとうは一番だ。

ポットや湯のみの茶渋もきれいに落ちる。ということは、歯についた茶渋も、お手のものである。

このクリームクレンザー、そんな頑固な汚れを強力に落としつつ、デリケートなものを洗うときも抜群の威力を発揮する。

クリスタルのワイングラスをきれいにするのなど、得意中の得意だ。

あるとき、家族でシャンパンを醸造している知り合いのおじさんが、フランスから日本に遊びに来た。

お昼時にひょいっと入ったある店でグラスのシャンパンを頼んだら、グラスの表面から大きさの不ぞろいな泡が、不規則なテンポでげっぷのように上がって行く。香りはどことなく、トイレの芳香剤ふうである。

「これさ、洗剤だよ。香りも泡も台無しだ。きれいな泡を作ろうとものすごく苦労してるのに、最後にこんなグラスに入れられると、ほんと泣けちゃう。高価なグラスでなくても全然かまわない。せめて、洗剤を使わないでほしいよねえ。だけど、どこでもよくあるんだよなあ」

首をふりふり、心底悲しんでいた。

これは大変、なんとかおじさんを励まさねばと、その晩うちで食事をしたあと、我が家のミントのクリームクレンザーでワイングラスを洗って見せた。

指で直接クレンザーを少し取り、グラスのふちに回しつけて軽くこすれば、唇づたいに着いて残った料理の油汚れもするりと落ちる。

グリセリンは潤滑剤となって、歯やステンレス、クリスタルの表面に傷がつくのを防ぐ。

加えて、油溶性の汚れも水溶性の汚れも両方浮かせて落とすという働きがあり、食事の後で歯を磨くのにも、油汚れがくっつきやすい鍋ややかんなどを磨くのにも、もってこいの素材である。

ついでにおじさんを喜ばせるために付け加えれば、グリセリンはワインの中にも自然に含まれている成分なので、それでワイングラスをきれいにするというのは、しごく理にかなっているのである。

おじさんは目を輝かせ、シンクの上のライトごしに、曇りひとつなくなったワイングラスを見て万歳した。

きれいになったグラスに、自分の作ったシャンパンをもう1杯ついで飲み干し、翌日ハッピーに成田を後にした。

ところで客人といえば、家人やお客で洗面所が賑わい、ふさがっていることがある。

そんなとき、キッチンのシンクに備え付けたクリームクレンザーがそのまま歯磨きペーストになるというのは、とても便利なものだ。

だから、台所の収納棚の中にももう1本、「3列コンパクトヘッド・超先端極細毛」の歯ブラシを置いてある。

さらにこの歯磨き兼クリームクレンザー、からしスプーンに1さじほどを、そのまま口に含み、水を一口足してよく口をすすげば、マウスウォッシュとしても使える。

歯磨きや鍋磨きのたび、気持ちよさに鼻歌が歌いたくなるのも、もう何年来、変わらない。

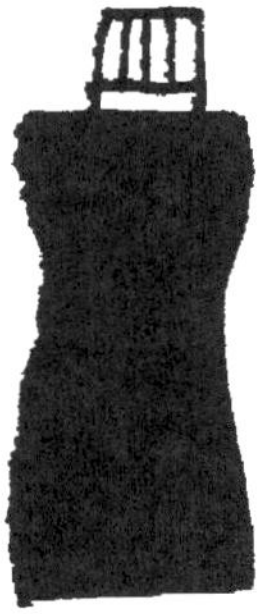

レシピ9

# ミントの歯磨き・ミントのクリームクレンザー

**材料・道具**（歯磨きとクレンザーを一緒に作る場合）

- はっか油……（好みによって）12〜20滴
- ベーキングソーダ（重曹）……大さじ6杯（90mℓ）
- 植物性グリセリン……大さじ4杯（60mℓ）
- 万能つぼとからしスプーン（歯磨き用）※187ページ参照
- 砂糖つぼとティースプーン（クレンザー用）※187ページ参照

**作り方・使い方**

❶ 重曹とグリセリンをよく混ぜ合わせる。
❷ 好みの量のはっか油（12滴〜20滴）を加え、さらによく混ぜる。
❸ それぞれの容器に移して室温で保存する。

---

- 歯を磨くときは、からしスプーンに1杯ほどを歯ブラシにのせて使う。
- クレンザーとして使うときは、磨くものの表面をぬらしてから適量を直接つけ、水を含ませた磨き布やスポンジを使って磨く。グラスは、指先と手で洗う。

**効能**
洗浄、抗菌、穏やかな研磨作用。芳香、消臭作用。

# 10 はっかの万能石けんクレンザー

はっか油を使った家事のレシピすべての中で、我が家を一番のびのびさせてくれたのは、この「はっかの万能石けんクレンザー」だろう。もちろん、使うこちらの気持ちも開放されたのだが、それ以前に、家自体が、このクレンザーで洗われることを心底喜んだ……と思う。

ベーキングソーダ（重曹）と無添加の洗濯用粉石けん[*1]を混ぜ合わせ、それにはっか油で香りをつけたクレンザー。

思いつくなり、たまたま空いていたチーズシェーカー[*2]に入れ、お風呂場に初めて持ち込んだ日のことは決して忘れない。

まず浴槽で試してみようと、シャワーで表面をぬらした浴槽の中に、シェーカーからさっさっさっとクレンザーを振り出した。

淡いはっか色の空気がさーっと流れたかと思うと、粉雪のようなクレン

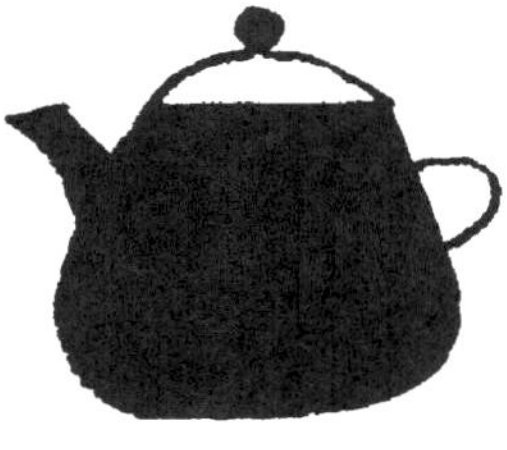

＊1　素手で使いたいクレンザーのレシピには、アルカリ助剤などが一切含まれない、純石けんのみでできたものを選ぶ。

＊2　188ページの写真参照。

ザーが舞い降りていく。やがて、浴槽の底に残った水滴に、じわりとなじんで着地した。

それではと、やおら腕まくり。

スポンジを手に取って、ゴシゴシとこすり始める。

石けんと重曹の粉雪は泡を立て、はっかの涼やかな香りが浴室いっぱいに広がって踊りだす。

こすったあとをさわって、感触を確かめながらさらにこすり続けると、浴槽の表面があれよあれよという間に、つるつるになっていくのがわかる。

おおー、いいじゃないの！

それではさらにと勢いに乗り、浴槽の隅っこをこすり始めたときだ。

いきなり浴槽が、「わははは！」とくすぐったそうに笑った気がした。

ああ、そうか。バスタブも気持ちがいいんだ！

初めてそんなふうに思った瞬間だった。

初めて自分で作った香り付きの石けんで、お風呂に入ったときのことを思い出す。

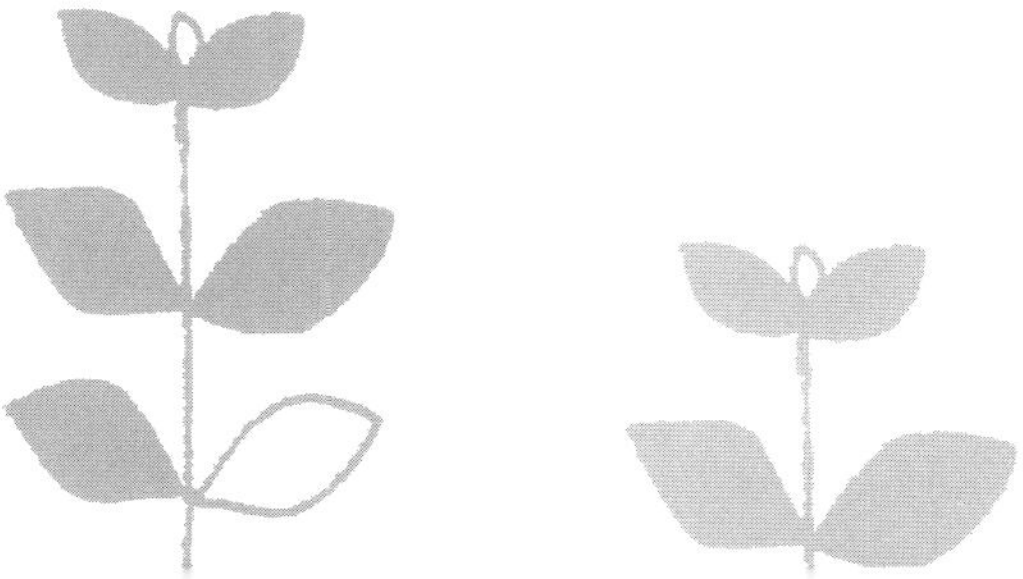

自然の花と柑橘《かんきつ》の香りがする泡と湯気に包まれながら、私は驚いていた。

心からの安心に抱かれたとき、頭とからだは本来、ここまでほぐれるものだったのか……と。

我が浴槽はたぶん今やっと、その開放感と、きれいになっていくうれしさを味わったのに違いない。

合成香料のきついにおいの化学洗剤で、ゴシゴシ洗われていたときは、たぶんぎゅっと目をつぶり、からだを硬くして、一刻も早く終わるのを待っている気分だったことだろう。

「後でちゃんと浴室全体を洗ってあげるから、待っててね」と言い置いて、私は次に台所に直行した。

シンクとカウンターにクレンザーをふりかけ、こする。

はっか油の香りの中で、シンクもぴかぴかの顔で「えへへ！」と喜ぶ。

罪滅ぼしにトイレへも走る。

陶器の表面をブラシで磨き、はっかの香りが充満した後、仕上げに水を流すと、トイレのボウルはキラリと光って「むほほ！」と言った。

台所用、お風呂用、トイレ用の住居用洗剤を家から全部放り出した、記念すべきあの日。

今日から暮らしが大きく変わる予感にはやりつつ、カウンターにガラス容器を並べて、はっかの石けんクレンザーをどっさり作り足していたときのあの気持ち。今では遠い昔だが、忘れられない。

うれしさと同時に実は、ちょっぴりうなだれてもいたのだ。

だって、家って自分と家族のからだの延長だったのに、自分に直接つけたくないものを、家には直接ふりかけて、しかもスポンジやブラシでぐいぐいこすったりしていたんだもの……。


でも、一晩しおらしく反省したら、新しい家事のレシピにうれしいおまけがついてきた。

敏感肌で、それまでお風呂掃除を怖がっていた夫が、石けんクレンザーの安心感と浴室に広がるはっかの香りに、ずっぽりはまってくれたのだ。

アメリカ人のご多分に漏れず大のシャワー好き。北欧系のご多分に漏れず、浴槽好きの長風呂派でもある。

「クレンザーがからだや手に付いていても全く大丈夫なら、はだかのときが、一番掃除しやすいからさ」と、お風呂に、ミントの万能石けんクレンザーをいそいそ持ち込むようになった。

ま、ちょっぴり変わっている気もするが、車の洗車を楽しむ男の人が多いことを考えたら、浴室が大好きで、洗うのが楽しい人だっているだろう。

クレンザーは、チーズシェーカーやシュガーディスペンサー[*3]のような容器に入れておくと、さっと振り出して使いやすい。

穴があいていると、香りが飛んでもったいない気がするかもしれないが、揮発するはっかの香りは、家の空気をきれいにしているのだから、十分役に立っている。香りが物足りなくなったら、適宜、好みで足せばいい。

ちなみにこちらのクレンザーは、レシピ9のクリームクレンザーとは違い、歯磨きとの兼用はむずかしい。

口に入れても安全なことは確かだが、粉石けんの不味《まず》さに太刀打ちできる人はあまりいないと思う。

ぺっぺと吐き出しても、強烈な後味は優に1時間は残る。

身を挺《てい》して実験済みなので、ご報告まで。

＊3　188ページの写真参照。

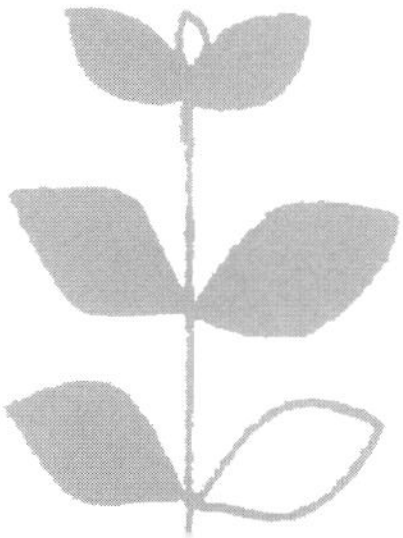

レシピ10

# はっかの万能石けんクレンザー

### 材料・道具

- はっか油……20滴
- 無添加粉石けん……1カップ
- ベーキングソーダ（重曹）……1カップ
- ふたつきの容器（750mℓ以上の保存びんなど）

※187ページ参照

- 保存用ふたつきのびん（チーズシェーカーやシュガーディスペンサー）　※188ページ参照

### 作り方・使い方

❶ ふたつきの容器に粉石けんと重曹を入れ、はっか油を垂らしてふたをし、よく振って混ぜ合わせる。

- 完成後は小さな穴のあいたふたつき容器に入れ、シンクの上など使いやすく便利なところに置く。
- 流しやバスタブ、洗面台、トイレットボウルなど、住居の水回りに適量を振り出して、クレンザーとして使用する。

**効能**

水回りの洗浄、研磨、抗菌作用。芳香、消臭作用。

# 11 はっかの消臭パウダー

はっかの万能石けんクレンザー（レシピ10）と同じぐらい、常時フル回転の家事レシピというとこれである。

はっか油とベーキングソーダ（重曹）を組み合わせた消臭パウダーだ。生ゴミバケツ、冷蔵庫、流しやお風呂の排水口、トイレ、靴箱、ｅｔｃ。ひょっこり顔を出す場は実に多い。

使い始めた頃はクレンザーと同様、作り置きをしていたのだが、長年の間に、必要なときに材料をささっと合わせるスタイルに落ち着いた。

消臭兼芳香パウダーとしてガツンとパワーを出すには、ターゲットにねらいを定め、その都度はっか油を振り出した方が、効果的なことが多いのである。たとえばキッチンでは、シンクのすぐ横のカウンターの上に、はっか油のびんと並べて、重曹を入れたガラスのジャー[*1]を置いてある。

＊1、＊2　188ページの写真参照。

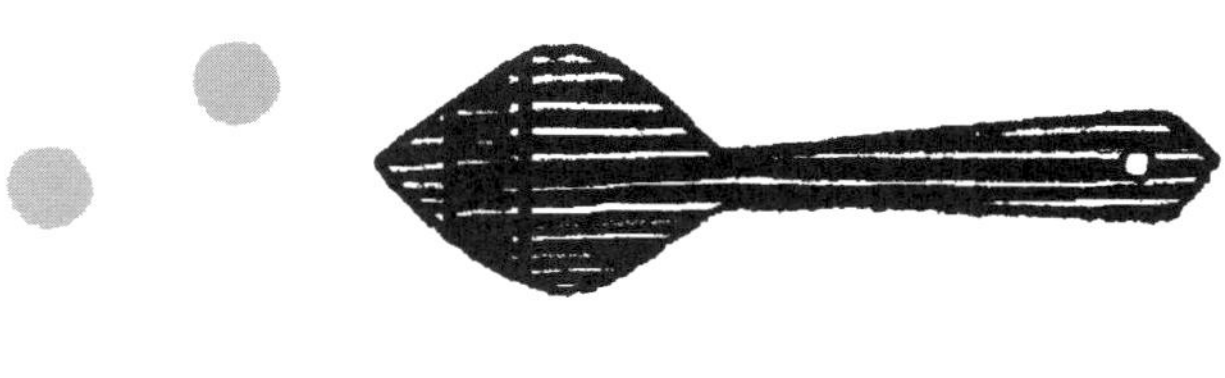

2キロぐらいがどかんと入るサイズである。ジャーの中にはミニスコップ[*2]が入っている。必要に応じてふたを開け、重曹をさっさっとすくって使うわけだ。

うちの場合、シンク下に生ゴミバケツを置いてある。洗いものが終わって、生ゴミを投入したら、その都度、ゴミの表面を薄く覆うように、大さじ1～2杯の重曹をふりかける。そして、はっか油を2滴ほど垂らしてふたをする。

こうしておけば、夏の間も生ゴミのにおいに悩まされることは全くない。生ゴミを空けたあとのバケツを処理するときは、万能石けんクレンザーで洗ったあと、重曹を大さじ2杯ほどバケツに投入する。その上にはっか油を2滴ほど垂らして、ブラシなどでこすり、そのまま放置。

15分ほどしたら、お湯で洗い流してきれいにする（ほうろうやステンレスのバケツなら置いておく必要はないが、うちの生ゴミバケツはプラスチックで、においがしみつきやすいので、このようにする。食品の保存容器やお弁当箱なども、プラスチック製ならこうするといいようだ）。

重曹は水に流すと発泡しながらパイプの汚れとにおいを取ってくれるか

ら、この消臭パウダーを磨き粉にして流すのは、パイプのぬめりを防ぐ意味でも一石二鳥である。はっかの香りが漂う中で清潔な生ゴミバケツを扱うのは、なかなか気分のいいものだ。

台所でもお風呂でも、1、2週間に1回ぐらい、はっかの消臭パウダー作戦をほどこすと、普段のパイプの手入れは、よほどのことがないかぎり、ほぼ万全である。排水口に半カップほどの重曹を振りまき、はっか油を3、4滴垂らして、やかん1杯ほどの熱湯を流しておくだけだ。

大さじ2、3杯から半カップほどの重曹をジャムの空きびんなどに入れ、はっか油を2、3滴垂らして靴箱の中に置いておくこともできる。

はっか油の香りが弱くなったと感じたら足せばいい。

冷蔵庫の場合も使い方は同じだが、重曹半カップに対して、はっか油は1滴でかまわない。

こうしてしばらく置いた消臭パウダーは適宜、台所やトイレ、お風呂に移され、磨き粉またはパイプクリーナーとなる。

香り高く変幻自在。素敵な白い粉なのである。

レシピ 11

# はっかの消臭パウダー

**材料・道具**

- はっか油……適宜
- ベーキングソーダ（重曹）……適宜
- ドロッパーつきの精油びん　※187ページ参照
- ふたつきのジャー　※188ページ参照
- スプーンかミニスコップ　※188ページ参照

**作り方・使い方**

❶ ふたつきのジャーにたっぷり重曹を入れる。
❷ はっか油をドロッパーつきの精油びんに入れる。

---

- 重曹を入れたジャーを、スプーンやミニスコップと一緒に備え付けにする。はっか油のびんもすぐそばに置いておく。
- 必要に応じて、重曹とはっか油を適宜合わせ、消臭パウダーとして使う。

※作り置きをする場合は、１カップの重曹に30〜40滴のはっか油を合わせてよく混ぜ、ふたつき容器に入れておく。

**効能**
消臭、芳香作用。水回りの洗浄、研磨、抗菌作用。

# 12 ミントとロックソルトのルームフレグランス

レシピ11は消臭剤だから、悪いにおいを退治するのがミッション。必要な場所に繰り出していく質実剛健な実働部隊だ。

それにくらべ、こちらのロックソルト*1のフレグランスは、インテリアとして遊びながら、はっか油の香りを芳香剤にしようというのが主眼である。我が家の場合、常に玄関の飾り棚に置いてある。一年を通して使うものだが、季節に合わせて装いの変化を工夫できるのが楽しみだ。

花を生けた花びんや鉢植えと組み合わせて選んだフレグランス用の容れ物に、ロックソルトを大さじ2、3杯入れ、はっか油を3、4滴垂らす。

小さな空間なので、大がかりなことはしないが、その時々の花のアレンジメントとコーディネートして、容れ物も変えていくのである。

このフレグランス用の容れ物は、小皿や小さな鉢、ボウルが基本だが、

＊1　岩塩のこと。同じような大きめの結晶状の粗塩で海塩（イタリア産などが多い）も同様に使える。

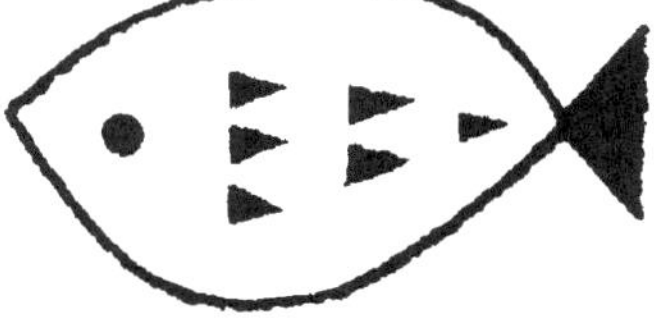

客人があるときだけふたを開けて香りを漂わせようと思うなら、ふたつきの容器にしてもよい。ガラスのシャーレなどは何にでも合わせやすく、ふたも扱いやすくて重宝だ。

ロックソルトを入れ替えるときに洗いやすいように、ガラスや陶器がおすすめ。木製の容れ物は香りがしみつくので、フレグランス専用にするならよいが、他の用途には使い回しにくいかもしれない。

今年の夏はしばらくの間、手のひらをくぼませたようなサイズの、魚の形をした白い陶器のボウルを使っていた。ハワイのもので、陶器のミルク色に白いロックソルトの結晶が映える。

壁掛けの小さな水彩画は、ハワイ島のフリヘエ宮殿を描いたもので、ハワイ好きの夫の両親からの贈りもの。熱帯魚モチーフの生地を切りっぱなしにして作った小さなマットの上に、赤いアンスリウムのプランターを置く。トロピカルな雰囲気とミントの香りはよく合って、夏の玄関をことのほか楽しくしてくれたのである。

ルームフレグランスとして、いろいろな精油を試すのはとても楽しい。けれども、玄関の場合は、家族だけでなく、友人、近所の人、宅配便の

配達の人と千客万来で、自分の好みをひたすら追求する場とはなりにくい。

どんな人にも嫌がられることがなく、また、出入りの多い場所で空気をきれいにする抗菌作用も持つという意味で、玄関向けの精油としてミント系はまちがいがない。

中でもはっか油は和洋どちらにも応用がきき、盤石《ばんじゃく》なのだ。

気分を変えたいときや年中行事を意識したときには、レモンやオレンジ、みかんやはっさく、ゆずなどの柑橘系精油を組み合わせることが多い。

12月の我が家では、クリスマスのミントキャンデーのデコレーションに合わせて、オレンジやクローブといった季節の香りがつきものだし、1月になったら、きりりと和風に切り替えて、ひのきの枡《ます》を使い、はっか油にゆずの精油を添える、といった具合だ。

家にたどり着いて玄関に入ったとたん、はっかの香りに迎えられると、ほっと肩の力がぬける。

「お帰り。ここは安心で空気もきれい。うんと気をゆるめていいですよ」という、それは家からのさりげない香りの合図なのである。

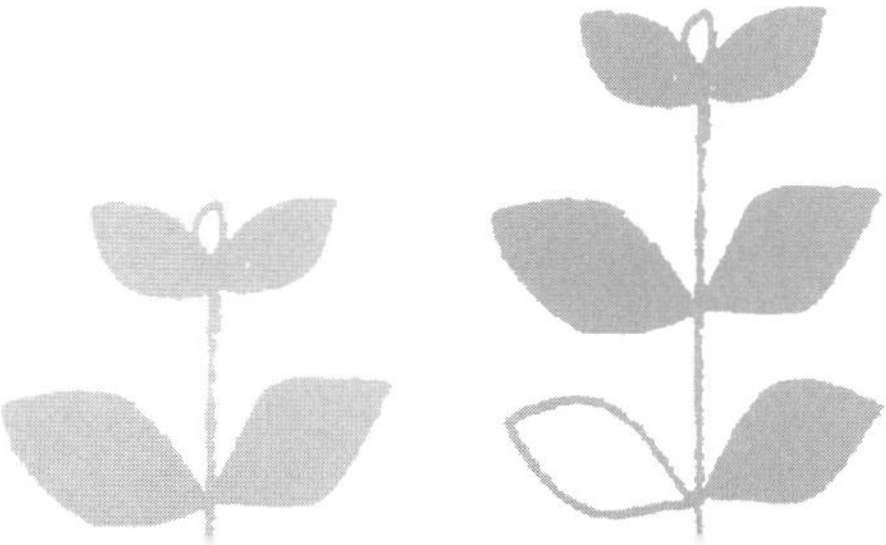

レシピ12

# ミントとロックソルトのルームフレグランス

### 材料・道具

- はっか油……3、4滴
- ロックソルト（岩塩）……大さじ2、3杯
- 好みの容器

### 作り方・使い方

❶ 好みの容器にロックソルトを大さじ2、3杯入れ、はっか油を3、4滴垂らす。

- 玄関など適所に置く。必要に応じてはっか油を足す。そばにはっか油のびんを備え付けておくと便利。

※ロックソルトを新しく取り替えるときには、古いものを入浴剤にするといい。

### 効能

芳香、消臭、抗菌作用。

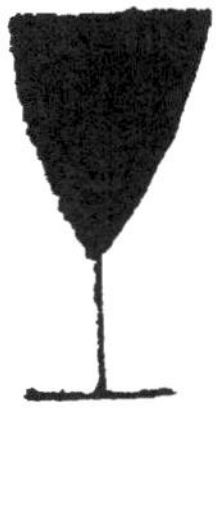

# 13 ミントのエアフレッシュナー

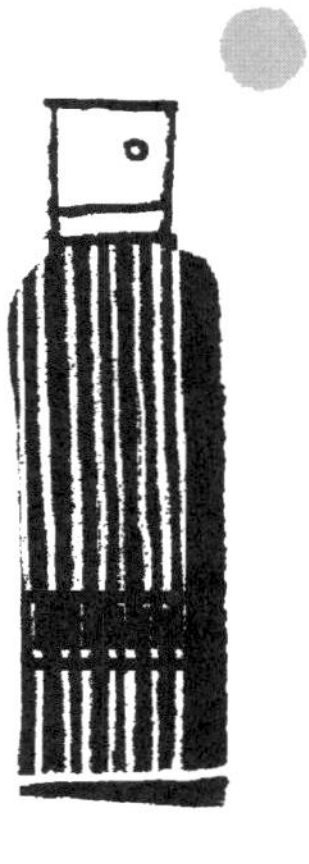

気が向いたときに空中にシュッシュッ。

スプレータイプの芳香、消臭、抗菌剤の簡単レシピである。

果実酒などを作るときに使うホワイトリカー50㎖をガラスのスプレーボトル[*1]に入れて、はっか油20滴を合わせ、振り混ぜるだけ。

ホワイトリカーの代わりに、薬局で手に入るエタノール20㎖に水40㎖を混ぜ、はっか油を24滴にしてもいい[*2]。

これを入れたスプレーボトルを、家の中の使いたい場所に備え付けておくと、とても便利だ。キッチンで後片付けが終わったあとにシュッシュッ。シンクや排水口の表面や、生ゴミの上にスプレーしてもいい。

はっか油にもホワイトリカーにも抗菌効果があるから、片付けの仕上げとしては持ってこいだし、はっかの香りは「片付け終わり！」の気持ちい

＊1　188ページの写真参照。

＊2　このスプレーはアルコール分が多いので、保湿用ローションとしては使えない。スプレーしたミストがふんわりかぶるのは問題ないが、直接肌にスプレーしないこと。

い合図になる。

うちの場合、トイレの棚には常に備え付けてある。用を足して水を流したあと、トイレットボウルに向かってシュッシュッシュ。

さらに、ノズルを上向きにして空気に向かってシュッシュ。

香りと抗菌作用の一石二鳥で、ここにいた形跡をエレガントに始末する。

小さめの携帯スプレーボトルに入れて、持ち歩くのもいい。

公共の個室で必要に迫られてシュッシュとしたいときにも便利だ。

もちろん、普段のトイレ掃除の仕上げにもおすすめである。

キッチンにこのエアフレッシュナーを置く場合、私は、レモンでアレンジすることが多い。キッチンとトイレで全く同じ見た目と香りのものを使うというのも正直、ちょっと気分的に落ち着かないこともあるからだ。

分量のホワイトリカーに対して、レモン半個分の皮をくるくるとむいたものを1週間ほど漬け込んでから作るのも楽しい。

柑橘《かんきつ》系の淡い香りがさわやかに加わるだけでなく、ガラスのスプレーボトルの中で渦を巻いているレモンの皮が可愛らしくて、味気ない掃除用品の風情ではなくなるところもいい。

もっとはっきりとレモンの香りが欲しいなら、レモンの精油を5滴ほど加えるのも手である。レモンやオレンジなどの柑橘系の精油は果皮から採れるのだが、中には汚れ落ちを助ける成分も含まれている。料理のあとのガス台のちょっとした油汚れなど、これをスプレーして拭き取ると、ホワイトリカーと精油のパワーできれいに落ちる。

はっかとレモンの組み合わせは、食品を扱う場所で食事の直前直後にスプレーしても、何のさまたげにもならない。

実は、自家製エアフレッシュナーのすがすがしい香りに慣れてしまうと、不便なこともないではない。街中で合成香料の消臭剤や芳香剤に出くわしたとき、うっと息を止めてしまうことが多いのだ。

あわてて携帯スプレーボトルのはっかビームでシュッシュと応戦しながらその場を逃げ出し、息をつく。が、場合によっては、逃げ出せないこともある。はっか油がもっと広まってくれるといいなーとつくづく思うのがそんなときだ。だから、バッグの中には、いつもポケットミント（レシピ1）を余分に入れてある。

折あらば、はっか油の伝道師を増やしたい一心なのである。

レシピ13

# ミントのエアフレッシュナー

**材料・道具**

1、ホワイトリカー（アルコール度数35度）で作る場合

● はっか油……20滴　● ホワイトリカー……50mℓ

オプションとして、レモン精油……5滴

2、無水エタノールで作る場合

● はっか油……24滴　● 無水エタノール……20mℓ

● 水……40mℓ

オプションとして、レモン精油……6滴

● ガラスのスプレーボトル、または小さめの携帯スプレーボトル　※188、189ページ参照

**作り方・使い方**

❶ スプレーボトルにホワイトリカーまたは無水エタノールと水を入れ、はっか油を加えてふたをする。

❷ よく振り混ぜてできあがり。

※オプションでレモンの香りを加える場合は、はっか油と同時にレモン精油を入れる。

● 適量をスプレーして使う。

**効能**

消臭、芳香作用。抗菌作用。

# 14 ミントのガラスクリーナー

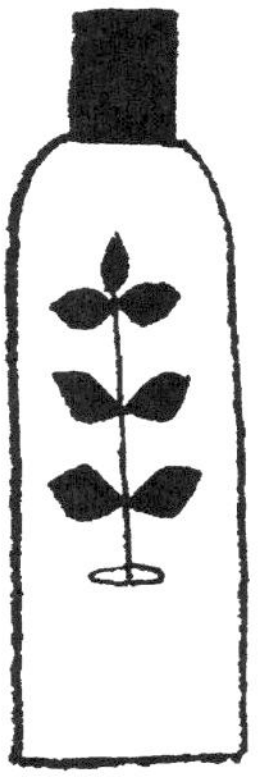

ずぼらなくせに、変なところで神経質ねと言われるが、昔、市販のガラスクリーナーを使っていたころ、ガラス拭きが大嫌いだったのは、においが苦手で頭が痛くなっていたからだ。

たとえば、クリーナーのにおいと共に車の中に閉じ込められたりすると、遠出の気分を上向きにするのはなかなか厳しい。

または、リビングで紅茶の香り高い湯気が立ちのぼるとき、ふとガラスのテーブルに曇りを見つけても、そこにささっとクリーナーをスプレーして、きれいにしたいとは思えないわけである。

もう何年も前の話だが、あるとき、アメリカの消費者情報誌『コンシューマーレポート』をくまなく読むのが趣味だという友人が、

「ガラスクリーナーをいろいろテストしたら、ただの水をスプレーするの

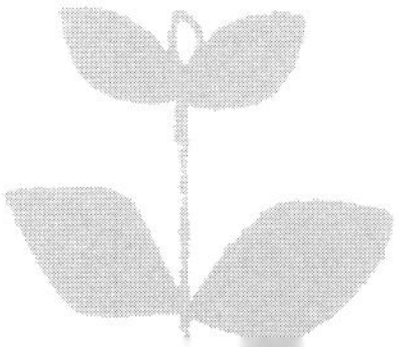

が一番汚れが落ちたんだって！」

と、記事を見せながら教えてくれた。

しばし唖然《あぜん》としたものの、そのとき以来、これ幸いとガラスクリーナーを使うのはやめてしまった。

その代わりに今では、偉大なる「ただの水」を半カップほどスプレー容器に入れ、はっか油を3滴垂らしてよく振ったものをクリーナーとして使っている。

ほんの少しのはっか油の油分が汚れ落ちをよくするし、掃除中にどれだけクリーナーを全身に浴びても、平気、平気。

香りのシャワーが心地よい。

ガラスの表面にシュッシュとスプレーし、薄手のふきんのような、麻か木綿《もめん》の布を使って拭く。同じような布を別に用意して、から拭きして仕上げる。

ガラス拭きの成功にとって、クリーナーと同じぐらい重要なのが、拭く布の材質だ。ワイングラスをぴかぴかにするときと同じで、きめの細かい麻布がピカイチである。

その次が木綿だが、どちらにしても薄手でぴしっときめが細かく、繊維がふわふわとほつれてこないものがいい。

我が家の場合、ワイングラスを磨くときの麻布が古くなり、少々くたびれてくると、ガラス拭きの選手に回る。

いずれにしろガラス拭きには、端切《はぎ》れでいいのでクリーナー用、から拭き用とどんどん替えて使えるように小ぶりの布をたくさんためておくと仕事がしやすい。

汚れがちょっとひどいときには、「ただの水」を「ガス入りの水」に変えることもある。カクテル用のクラブソーダのような、甘くない炭酸水半カップ。それにはっか油を5滴にする。

炭酸水の泡が、シュワシュワと汚れを浮かせるパワーはすごいのである。

マウスウォッシュのところでもふれたが、「歯磨きが、できないときは炭酸水」と声を大にして訴えたいぐらいなのだ。

炭酸のガスで、はっか油の香りもさらに力強く放出される。

「何かをスプレーするって、楽しいね」とガラス拭きのたび思うのだ。

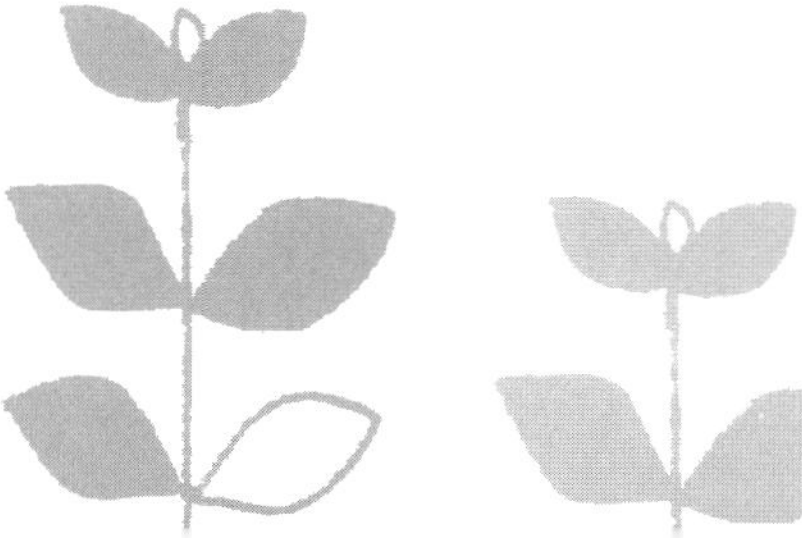

レシピ14

# ミントのガラスクリーナー

**材料・道具**

- はっか油……3滴
- 水……2分の1カップ（100mℓ）

またはパワーアップバージョンとして

- はっか油……5滴
- 炭酸水……2分の1カップ（100mℓ）
- ガラスのスプレーボトル　※188ページ参照

**作り方・使い方**

❶ スプレーボトルに水とはっか油を入れて、よく振り混ぜる。

---

- ガラスの汚れや曇りにシュッシュッとスプレーし、きめの細かい布で拭く。から拭きして仕上げる。

**効能**

洗浄、抗菌作用。消臭、芳香作用。

# 15 ミントとレモンのキッチン・ハンドソープ ―台所用液体石けん

材料をぱぱっと合わせ、ボトルをシャカシャカ振るだけで、気持ちのいいリキッドキッチンソープができあがる。

料理やお皿洗いのとき、頼りになる相棒だ。

香りすがしく、長時間使っても手が荒れない。それどころか片付けが終わってみると手がすべすべだ。

口に入っても、食材に付いていても、小さな子どもに使わせても安心。

これで水仕事が水遊びとなる……かも?

まあ、日々の用事の現実は、そこまでおめでたくはないかもしれないが、このキッチンソープがあるのとないのとでは、お皿洗いへの心意気が違ってくるのは確かである。

キッチン周りだけじゃない。ゲスト用ハンドソープとしても十分使える。

ええっと驚かれるかもしれないが、やってみたら洗い心地がいいからと、これをシャンプー剤にしている人だってひとりやふたりじゃない。

ここではベースの素材として、市販の無添加液体石けんを使う。

350mlの無添加液体石けんに50mlの植物性グリセリンを加える。それに、おなじみのはっか油5滴とレモンの精油10滴を加えて振り混ぜれば、できあがりだ。

好みの液体ソープ用ディスペンサー*1に入れるといいのだが、私はこれをポンプ式の泡ボトル*2に入れることが多い。というより、このリキッドソープを作るときは、初めから泡ボトルの中で、すべてを合わせ、振り混ぜてしまう。

泡ボトルを使うと、ワンプッシュで1mlの石けんが、約15mlに膨らんで、ミントとレモンの、もこもこの泡となって出てくる。

料理中、手にいろんなものがくっついて、忙しくばたばたしているときなど、ワンプッシュが便利なことも多い。

*1、*2　188ページの写真参照。

知り合いにカクテル作りの名人がいて、ミントの香りは新鮮さが命だと、お店で使うペパーミントやスペアミントを自分で育てている。

飾るレモンの皮は、カットの仕方で香りの立ち具合を変化させるのだと言う。カクテルに関する香りの話を始めると、何家言《かげん》もあって止まらない。

そんな人なので、ミントとレモンの自然な香りがカクテルを邪魔しないというのがいたく気に入って、洗い場でこのキッチンソープを使い始めた。

このソープを作るとき、混ぜ合わせてボトルをシェイクする、というのも、ツボだったのではないかと密かに思う。

さてしばらくして、香りとは全く関係のない興奮気味の報告があった。

「水仕事でいつもできていたあかぎれが、この石けんでふさがった！」

と言うのだ。

職業病だとあきらめて、長年、共生してきた傷口が消えてしまった。

そう言う電話口の声には、うれしさと戸惑いが、ない交ぜにうかがえる。

私にとってもうれしい知らせだったが、実はこれ、あまり驚くことではない。

このレシピにたっぷり加えた植物性グリセリンは、正真正銘ひびやあかぎれの薬、大昔から各国薬局方のお墨付きなのである。

加えて、歯磨きのレシピにも使ったように、摩擦を和らげる潤滑剤としてもはたらく。しかも、油汚れにめっぽう強い、優れた洗浄剤でもある。

グリセリンは、肌に優しいリキッドソープの材料として、鉄壁の性質を誇るのだ。

その他の材料について言えば、はっか油のレシピにもかかわらず、それよりも多くのレモンオイルが使われていることに気づかれたかもしれない。

ミントとレモンの香りの相性は抜群だと思う。

気つけ効果を持ち、食欲と遊び心をそそる。

古くからそろってカクテルの彩りの華であるのも、さもありなんというところだろう。

加えてレモンやオレンジなどの柑橘系のフルーツの皮から採れる精油には、汚れ落ちを助ける成分が含まれている。

だから昔から、香りだけでなく、洗浄効果も見込んで、石けん、洗剤の成分として、加えられることが多いのだ。

さてここで、レシピのコツとしてとっても大事なので、材料の液体石けんの話をしておきたい。

合成洗剤ではない「無添加石けん」なら何でもいいというわけじゃない。どんな石けんを基剤に選ぶかで、出来上がりの使い心地がまるで変わってしまうのだ。

ハンドソープでも、シャンプー剤でも、市販の洗浄剤の謳《うた》い文句に「○○配合、☆☆添加。だから、手に、髪に優しい」とは、よく聞く話だ。

けれども、石けん好きが嵩《こう》じて二十余年、諸材料を検討し、固形、液体、様々な石けんを作り、使って比較し、レシピを何度も組み直して、はっきりわかったことがある。

石けんの質＝「汚れ落ちのよさと肌への優しさ」を本質的に決めるのは、その原料である「オイルの種類」と「そのブレンドの割合」だということだ。

そして、長〜い話を端折《はしょ》ってざっくり言えば、（液体石けんの場合は特に顕著に）原料のオイルが「オレイン酸をたくさん含んでいるほど」、肌の汚れ落ちはよくなり、同時に保湿力は高くなる。

肌当たりが優しくなるのだ。

市販の液体石けんの材料になることが多く、「オレイン酸をたくさん含んでいる」のは、オリーブ油、つばき油、高オレインなたね油[*3]、高オレインひまわり油[*4]、マカデミアナッツ油[*5]、パームオレイン[*6]などで、これらのオイルを「主原料としている」液体石けんは、保湿力が高く、肌に優しい。

ポイントは、それがあくまで全オイルのうち「主原料」であること。

繰り返しになるが、そのオイルを商品名に謳《うた》ったり「○○配合」と大書されていても、(固形でなく液体石けんの場合は特に)ちょろっと入っているだけでは、ほとんど意味がないのだ。

例にあげたような「オレイン酸を多く含むオイル」が、実際に原料オイル全体の何割ほどなのかをメーカーに尋ねてみると確かだろう。

それが60~80%ぐらいなら、スキンケア効果を期待できる。

また、自然、天然の素材と言われても、やし油(ココナッツ油)やパーム核油[*7]が主体の石けんは、保湿力がなく、肌を乾燥させがちだ。

起泡の役目があるので、たいていの石けんには、2割程度のやし油(ココナッツ油)やパーム核油が使われる。が、それが主体になると、てきめ

＊3　なたねの中でもオレイン酸の多い品種から採った油。

＊4　ひまわりの中でもオレイン酸の多い品種から採った油。

＊5　豊富なオレイン酸に加え、パルミトレイン酸という細胞再生を促す成分が含まれ、スキンケアには、おすすめのオイル。

＊6　パーム油の中の、オレイン酸が多い部分を取り分けたオイル。

＊7　パーム油はパームの果肉から、パーム核油は種から採れる。

んに肌当たりがきつくなるのである。

というわけで、長々しくなったが、肌に優しくて使い心地のいいキッチン・ハンドソープ、シャンプーなどを調合しようと思ったら、「オレイン酸主体の無添加液体石けん」を材料に選んでほしい。そうすれば、失敗はないはずだ。

はっか油一筋の人が、初めてこのキッチン・ハンドソープを作ってみると、レモンとの好相性を体感して、驚くことが多い。

「香りがやさしくて、気持ちよくって、においを吸い込みながら何度も手を洗っちゃった。でも、全然かさかさしないのね！」というのが、初めて使った人に最も多い反応だ。

「すごーくいい感じで、なんだかこれでお皿を洗うのがもったいないみたい」と言う人もいる。

いえいえ、お皿だってあなたの手や口、からだの延長です。

素手で存分に洗える気持ちよさを満喫しながら、大事に洗ってあげてほしい。

レシピ15

# ミントとレモンのキッチン・ハンドソープ
## ──台所用液体石けん

### 材料・道具

- はっか油……5滴
- 植物性無添加液体石けん……350mℓ
- 植物性グリセリン……50mℓ
- レモン精油……15滴
- 好みのボトル（ソープディスペンサーや泡ボトルなど）　※188ページ参照

### 作り方・使い方

❶ ボトルの中で液体石けんとグリセリンを合わせ、はっか油とレモンの精油を加えてよく振り混ぜる。

- 適量を食器洗い、手洗いに使う。

**効能**
洗浄、抗菌作用。消臭、芳香作用。

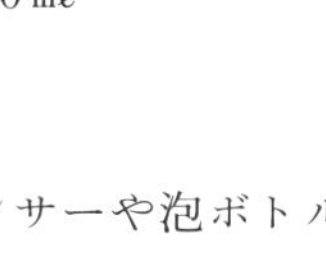

コラム

## はっかのキッチンソープ 台所用固形石けんのお話

家で使う石けんをすべて手作りするようになって久しい。

実を言うと私の場合、オイルから仕込む自家製石けんのほとんどは、ころりころりと手ざわりも楽しい固形石けんだ。

効能を考えながら天然の精油を選んで組み合わせ、香りづけに思いをめぐらせるのも工夫のひとつ。だが、「これだけは、はっか油じゃないとね」という石けんレシピがある。「はっかのキッチンソープ」である。

石けんを作るとき、私はスキンケア効果を考えて様々なオイルの効能を使い分けるので、廃油を使うことは基本的にない。

だが、唯一の例外がこれだ。

家では月2、3度、揚げものをするが、揚げ油もだいたい2、3回しか使わない。そして台所用石けんに仕込んで、きれいに使ってしまう。そのとき、はっか油で抗菌作用を加え、きりりと香りづけをするのが好きなのだ。

おいしく、かつ健康的に揚げものを楽しんで、いい油をしっかり最後の1滴まで使い切る。そんな男前（かつ女前？）な石けんに、はっか油の生《き》一本でいなせな香りが、お似合いなのである。

うちでは揚げものには、（たまにココナッツ油なども使うが）基本的にはピュアオリーブオイル*か、時によって椿油を使う。

オリーブオイルを使うと、何でもイタリア、スペイン、南仏風味になってしまうかというと、さにあらず。意外にも、和風の揚げものも至極あっさりできあがるのだ。高温でもオイルが酸化しにくく、軽く揚がるのにコクもある。とても美味で健康的なフライオイルだと思う。

天ぷら、精進揚げ、がんもどき。海老フライやお米のコロッケ。りんごやバナナのフリッター。油が染みこみやすいもの、衣のついた揚げものも、ピュアオリーブオイルか椿油なら、からっと仕上がり、胃にもたれない。

石けんのタネを仕込むとき、原料のオイルの種類によって、合わせるアルカリの分量が変化する。だが、この2つのオイルは、石けん材料としての性質もよく似ていて、揚げ油の中でどんな割合で混ざり合っていたとしても、アルカリは同量で差し支えない。

それに、オリーブオイルと椿油なら、使用済みのオイルでも、オレイン酸たっぷりで保湿力豊かな、ごく上等の肌にいい石けんができあがる。

「お皿洗い＝スキンケア」の我が家の原則を曲げる必要がないのである。

油汚れも見事に落とし、お皿はぴかぴか。はっか油をちょっと多めに配合することで、揚げものの残り香も気にならない。

ある一人暮らしの知り合いの男性は、台所ばかりか、浴室で使う石けんもこれだと言う。お皿洗いはもちろん、浴用も洗顔もシャンプーも、この石けんで十分だと言うのだ。固形石けんの仕込みを覚えて以来、彼はこれ以外の石けんを一切作らない。

料理好きで、ひとりでも面倒がらず、小鍋でゆっくり揚げものも楽しむ。使用済みオイルの処理＝ボディソープ・キッチンソープ作り。肉や魚を揚げたオイルは台所用、野菜や揚げパンならバス・洗顔用にすると言う。

「香りの強さ、抗菌力。どれを取ってもはっか油は万能だしね」

と言われれば、なるほど……という感じである。

彼の場合、所有する精油も、インド産和種のはっか油と、本人の地元、アメリカワシントン州産のペパーミント油のみだ。

ミント以外の香りが、いったいほんとうに必要ですか、というふうである。

潔くクリーンな循環型シンプルライフも、ここまでストイックに潔いと脱帽だが、なかなか真似できない。

ただ、上質のフライオイルで仕込む石けんに、すっきりと勢いのあるはっか油がぴったりなのは、一にも二にも確かなことである。

ちなみに、興味のある方のために申し添えれば、固形石けんの作り方は、プロセス自体は簡単な料理のようなものだ。

慣れれば、タネを仕掛けて片付けまで、仕込みに1時間もかからない。

ただ、材料の性質や扱い方の注意点、工程の意味するところなど、必要十分に説明すると、残念だがこの本のレシピの定型に全く収まらない。

どれ、やってみようか、ともし思われたなら、基本の作り方については、191ページの「手作り石けんの参考書籍」に挙げた本を参照していただけると幸いだ。基本の作り方をすでにご存じの方のためには、190ページに「はっかのキッチンソープ」の材料分量表を附記する。ご参考まで。

＊一番搾りのエキストラバージンオイルは、加熱に弱い栄養成分を豊富に含んでいるので、生食がおすすめ。揚げものなどの加熱料理には、熱に強いピュアオリーブオイルを使うといい。

# 第3章
# はっかの香りで楽しむ衣類のケア

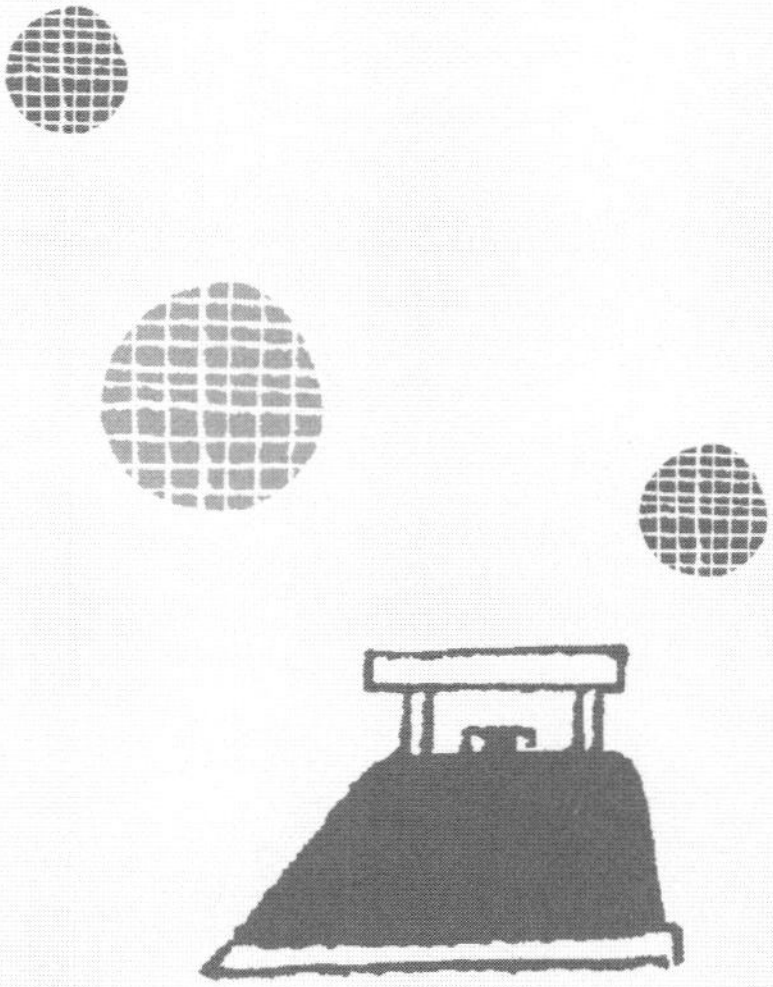

# 16 はっかのランドリーソープC

はっかの清潔感と涼やかさは随一で、洗濯の最中、その香りがほのかに漂うだけで、「よし、よし」とうれしくなるものである。

洗濯機の水がざぶんざぶんと動く音に乗って、はっかの香りが踊る。それだけで、衣類だけでなく、空気まで洗われてきれいになっていくような気がするのだ。

我が家には長年、「はっかのランドリーソープ」が2種類あった。油や土、皮脂汚れに強い「粉石けん」[*1]バージョンのAと、何でも手早く洗え、染み抜きや抗菌にも便利な「酸素系漂白剤」[*2]バージョンのBである。

2つの素材を時と場合で使い分け、はっか油と合わせてきた。

そこへ3年ほど前に新バージョンの「はっかのランドリーソープC」が登場。1年後ぐらいに定着したのである。

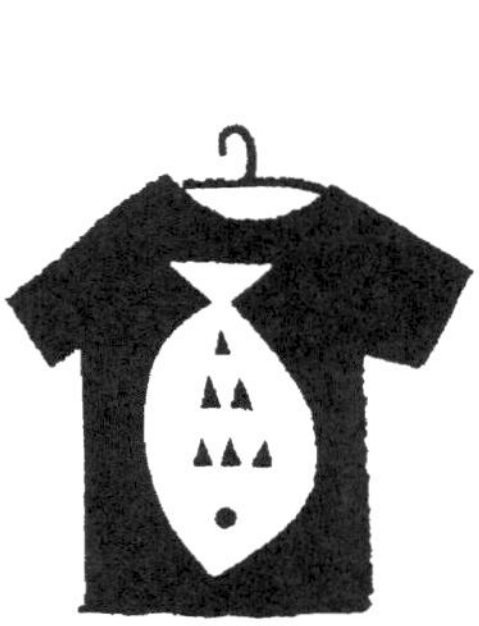

＊1　このレシピでは素材のひとつとして、植物性の無添加粉石けんを使う。

＊2　酸素系漂白剤（過炭酸ナトリウム）は、水と反応して過酸化水素（短時間で水と酸素に分解）と炭酸ナトリウム（アルカリ）となる。単体で洗濯用洗浄剤になる他、白物、色柄物や台所用品の漂白もできる。

今では、その出番は「ウルトラC」級で、絹や純毛は別のレシピ（レシピ17）を使うが、その他はほとんど何でもござれ。直接肌に当たるシーツ、タオルなどのリネン類や下着、ふきんなどに、特に向いている。

この新レシピの特長は2つある。

ひとつはもちろんはっか油の効能で、洗濯時の芳香と抗菌作用だ（ただし、できあがりの洗濯ものには残り香[＊3]がなく、さっぱり仕上がる）。

第二にこれが新しい点なのだが、見えないレベルの微細なほこりやチリの粒子が、他の洗浄剤よりも比較的よく落ちること。

ちょっとシュールな話だが、最近では、微細な汚れの粒子が洗濯で実際どれだけ落ちたかをチェックするのに、衣類の表面をガイガーカウンターで仔細になで回すという裏ワザもある。正直、あんまり楽しくはなかったが、おかげでこのレシピにたどりつくまで、様々な洗濯洗浄剤の洗浄力を、家で確かめながら比較できた。時代の変遷とは、すごいものである。

試行錯誤と長い回り道の末、結果的に、手元の「粉石けん」Aと「酸素系漂白剤」Bが合体してCとなった。コロンブスの卵だ。

実はこうすると、酸素系漂白剤は、石けんの洗浄力をアップさせるアル

＊3　残り香については、レシピ20の「はっかのにおい袋」を参照。

カリ助剤に変身し、本来の漂白剤としては、あまり働かなくなってしまう。ところがどっこいその代わり、洗濯槽で石けんと反応すると、洗い初めの3、4分間、驚くばかりの勢いで、酸素の泡をブクブクとたくさん発泡するのだ。その後、泡は急速に収まるが、アルカリの洗濯液は強い洗浄力を保つ。冷水よりも、人肌ほどの温水で、よりパワーを発揮する。

衣類にくっついた汚れの微粒子を解き放つのに、最初の強い発泡がいいのかもしれない、というのが現時点での想像だが、何はともあれ日々の幸せには、洗い上がり[*4]が少しでもよくなるという結果がすべてである。

洗濯中に、そのたぐいまれなる発泡力で、はっか油の元気な香りがよりのびやかに放出されるのは、うれしい発見だった。

肌着やタオル、パジャマ、枕カバーなど、肌につくものを洗濯するときは、これにレシピ17の「ミントのソフナー」を合わせる。

気持ちよくさっぱりときれいになったリネンにほおをつけて床につく幸せを思うと、洗濯は「いい眠り」というごちそうを準備する料理のようなものだ。ランドリーソープは仕込みの大事な調味料。

あだやおろそかにはできないのである。

＊4　酸素系漂白剤自体に洗濯槽の汚れを取る働きがあるので、洗濯槽の裏にすでに汚れがこびりついていた場合は、黒い汚れが浮き出て洗濯物につくことがあるかもしれない。事前に洗濯槽の掃除をすませておくといいだろう。

レシピ16

# はっかのランドリーソープC

**材料・道具**

**洗濯1回分（水30〜40ℓ）として**

- はっか油……3、4滴
- 植物性無添加洗濯用粉石けん……大さじ2、3杯
- 酸素系漂白剤（過炭酸ナトリウム）……大さじ2、3杯
- ふたつきの容器（保存びんなど）　※188ページ参照

**作り方・使い方**

❶ 容器に材料を入れて合わせ、ふたをして振り混ぜる。洗濯物の量に応じて量を適宜、加減する。

- ランドリーソープを入れて洗濯機をスタート。温水（38〜45度ぐらい）が最も汚れ落ちがよい。

※縦型洗濯槽の洗濯機の場合は、容器で合わせる手間を省き、粉石けんと酸素系漂白剤を先に投入してスタートし、水がたまり始めた段階ではっか油を加えてもよい。

**効能**

衣類の洗浄、抗菌、消臭作用。洗濯時の芳香効果。

# 17 ミントのソフナー
## ——洗濯用柔軟剤

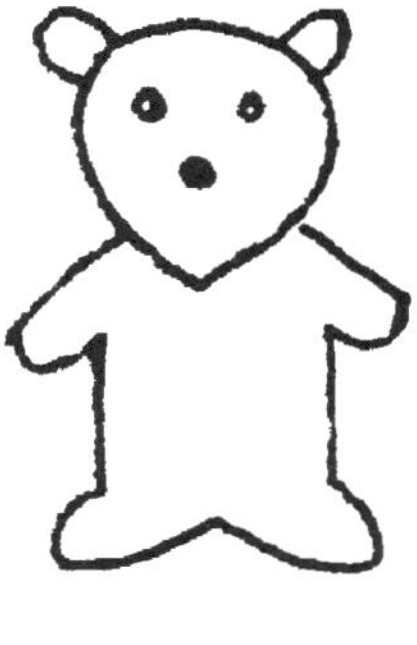

石けんで洗濯するのが素敵なのは、白いものがちゃんと白く仕上がることで、洗濯の専門店では、いまだに白物は石けんで洗うのだという。

そして、洗濯ものがバリバリにならず、自然な柔らかさに仕上がって肌に優しいのも、石けんのいいところである。

だから、たいていの場合、ソフナー（柔軟剤・リンス）などは必要ないのだが、特に柔らかく、そしてさっぱりと仕上げたいときなら、ミントのソフナーが気持ちよくておすすめだ。

うちでは、肌ざわりを大事にしたいTシャツや下着、寝間着などに使うことが多い。

また、レシピ16の「はっかのランドリーソープ」を使うときは、ふきんなどは洗いっぱなしにするが、下着やシーツ、枕カバーなどは、このソフナーを使う。

最後のすすぎの初めに、クエン酸[*1]と、はっか油を加える。

ふんわりと仕上がるのは、洗浄剤でアルカリになった洗濯水をクエン酸が弱酸性にリセットし、確実に洗い流してくれるからだ。

同時にはっか油の芳香と抗菌作用が加わるので、梅雨時に部屋干しをするときなどは、特におすすめだ。

最後の脱水の前にはっか油をさらに1、2滴足せば、洗い上がりを洗濯機から取り出して広げるとき、はっかの香りが広がり、顔がほころぶ。

このトリートメントをする場合は、ちょっと手間でも機械を止めて、設定をし直すこともある。

ミントのソフナーを投入し、お急ぎやドライクリーニングのコースなどで、（ランドリーソープは使わず）もう一度さっと洗いを入れてからすすぎに入る。リンス効果を存分に取り入れるためだ。

このリンスをすると洗濯の時間はちょっと延びるが、はっか油の香りが漂う時間も延びる。それはおまけのご褒美のようなものである。

変な趣味かもしれないが、私は机に向かって仕事をしながら、洗濯機の

＊1　柑橘類や酢にも含まれる酸味成分で、白いパウダー状の食品添加物として手に入る。最近は、調理用、家事用に大きなパックのものも出回り、通販などで手に入りやすくなった。

ざんぶりこ、ざんぶりことい う水音を聞いているのが好きだ。

仕事場のドアから階段の踊り場を挟んですぐ向かいに洗濯機を置いた部屋があり、洗濯時にはわざわざ仕事場のドアも洗濯室のドアも開け放す。どんぶらこっこ、どんぶらことまるで船漕《こ》ぎのような音がしている間じゅう、空気の流れに乗って、ふわりふわりとはっかの香りが漂ってくる。風向きでこちらへ流れてこないときでも、水音が聞こえるだけで、はっかが香る気がする。

洗濯機がぴーぴーと鳥のように鳴けば、すぐに立って行って相手ができるのである。

忙しくて一度に2つ以上のことをばたばた片付けたいようなときほど、はっか油のような香りの小道具は潤滑油として威力を発揮するのだ。

人の気分を上手にいなしてくれるので、機械まで優しく扱われて長持ちする。はっかのランドリーソープとソフナーのダブル抗菌作用で、銀色の洗濯槽は常にぴかぴかである。

はっか油がなかったとき、自分はどうやって洗濯を楽しんでいたのだったか、今はもう思い出すこともできない。

レシピ17

# ミントのソフナー
# ―洗濯用柔軟剤

**材料**

**洗濯1回分**（水30〜40ℓとして）

● はっか油…… すすぎ時に3、4滴
オプションで脱水時に1、2滴

● クエン酸…… 大さじ2、3杯

**作り方・使い方**

❶ 最後のすすぎのときに分量のはっか油とクエン酸を加える。

● 洗濯ものの量に合わせて適宜分量を加減する。
オプションで脱水時にはっか油を足してもよい。

※念入りに仕上げたい場合は、洗いが終わって汚水を流したあと、ソフナーを加えてもう一度さっと洗いからスタートしてもよい。

**効能**

衣類洗浄後のすすぎを万全にし、柔軟に仕上げる。抗菌、消臭作用。洗濯時の芳香効果。

# 18

# ミントとラベンダーのランドリーソープ
## ——デリケートな衣類用液体石けん

デリケートな衣類は、脱いだとたんに処理すべきことも多い。後回しにせず皮脂や汗の汚れを素早く落とすことが染みを作らないポイントだ。

けれども忙しいさなかに、手洗いしなければならない洗濯ものがあるとき、昔は「ああ、もう、面倒くさいよー！」と眉をひそめたことも多かった。

それが今では全く苦にならないのは、自家製の手洗い用ランドリーソープのはっかの香りのおかげである。

帰宅して着替えたら、すぐに洗面器かバケツでしゃぶしゃぶしゃぶしゃぶ。

5分もかからないことがわかっているし、はっかの香りにほっとするしで外から帰ったら手を洗うのと同じ感覚で、絹のブラウスも薄手のウールのセーターも洗ってしまえる。

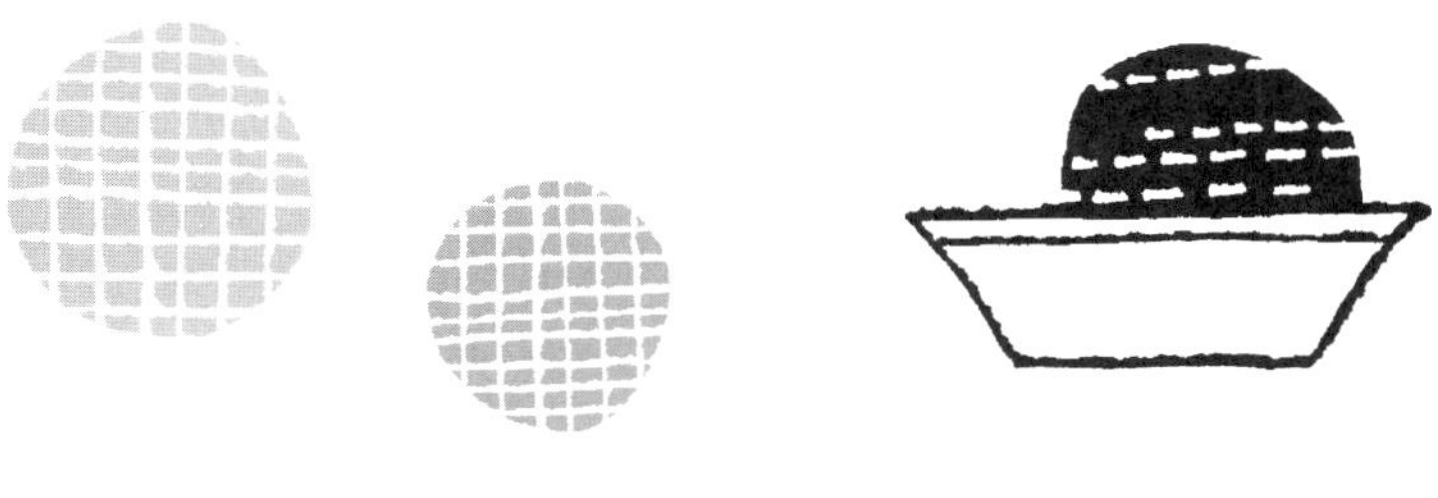

すぐにしてしまった方が楽だし、何よりこのランドリーソープは、きれいに仕上がるのだ。絹やウール、またはそれ以外の繊維の場合も、細工がデリケートな衣類にはこの液体石けんを使う。

手洗いに向く仕立てのレシピである。と、もっともらしく言いはするものの、ブレンドする精油の違いの他は、材料も作り方も、レシピ15の液体キッチン・ハンドソープと同じものだ。はっか油に合わせるレモンの精油をラベンダーに変えただけである。ラベンダーは昔から、衣類やリネンの洗濯によく使われてきた精油だ。たぶんラベンダーのすがすがしい香りにシラミ除けの効果が大きかったからではないかと思う。それにラベンダーには傷を治したり、保湿をしたりとスキンケアの効果もある。手洗いに向く所以《ゆえん》である。

とは言え、家事まわりには、やはりいつも、はっか油を組み合わせたくなるのだ。ミント系の香りに「頭の緊張をほぐし」、「胃を軽くする」という確たる効能があるのが大きいのかもしれない。家事が負担で胃が重いとか、頭が痛いというようなことに決してならないための、はっか油のおまじないである。

石けん自体の話をすると、キッチンで手に優しいものは、洗濯でも手に優しい。手に優しいもので洗った衣類は、からだに触れたときからだに優しい。そのためには、ここでもやはり、「オレイン酸」の豊富なオイルが原料の液体石けんをベースにするのが大事で、素材を選ぶ注意点はハンドソープのときと一緒である。

中世ヨーロッパで「マルセイユ石けん」と呼ばれたオリーブオイルの石けんは、王侯貴族の豪奢《ごうしゃ》な絹やウールの衣装を洗うための洗濯石けんだった。一方普通の人々には、からだや顔を洗う石けんさえなく、きれいな水もなかなか手に入らず、疫病で死ぬ人が絶えなかった。

今でもいろいろ理不尽なことがあるとはいえ、それでもこの時代に生まれて幸運だったと思う理由は、少なくない。

ばたばた息せき切って帰ってきたところだが、しゃぶしゃぶしながら一息つけば、お気に入りの衣類を自分で洗うのだって、5分ほどの水遊び。「ああ、ありがたい。うん、まあ、全然悪くない」と思えるのが、何より大きなはっか油の効能だろう。

レシピ18

# ミントとラベンダーのランドリーソープ
## ―デリケートな衣類用液体石けん

**材料・道具**

- はっか油……5滴
- 植物性無添加液体石けん……350㎖
- 植物性グリセリン……50㎖
- ラベンダー精油……15滴
- 好みのボトル

**作り方・使い方**

❶ ボトルに液体石けんとグリセリンを合わせ、はっか油とラベンダーの精油を加えてよく振り混ぜる。

- 使いやすい好みのボトルに入れて、デリケートな衣類の手洗いに使う。
- 洗面器1杯〜バケツ1杯の水に対して大さじ2、3杯を使い、よくすすいで仕上げる。

※ウールのセーターなど大きめのものを洗濯機のドライクリーニングの設定で洗う場合は、50〜100㎖ほどを使うとよい。

**効能**

洗浄、抗菌作用。消臭、芳香作用。

# 19 ミントのリネンウォーター
## ―アイロン用霧吹き

10年ほど前から日本でも、雑貨やインテリアのコーナーで、びんに入った「リネンウォーター」というものを見かけることが多くなった。

植物から精油を採るときにできる蒸留水の中に精油成分が溶け込んで、香りのいい水になる。

これは「芳香蒸留水」と呼ばれるもので、化粧品の材料になることも多いが、アイロンがけのときに使う霧吹きの水としても、ヨーロッパで昔から使われてきた。それが日本でもインテリア雑貨になって定着したわけだ。

でも、わざわざお店で重い水入りボトルを買い込んで、よいしょと運んでこなくても、家で水に精油を垂らして振り混ぜるだけで、リネンウォーターは簡単にできてしまう。

そして、面倒なアイロンがけの時間を、がらりと気持ちのいい時間に変

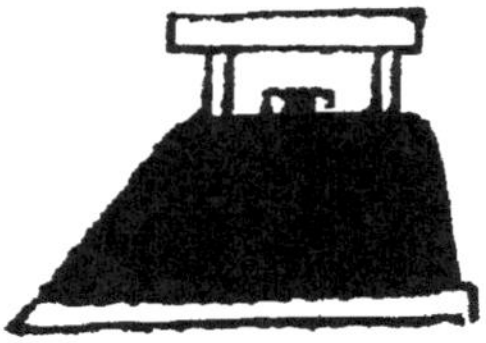

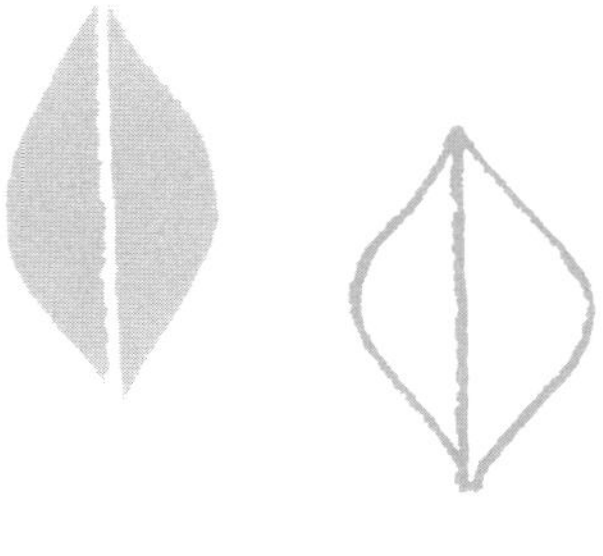

えるには、便利なものである。いろいろな種類があるが、リネンウォーターの基本は、防虫効果を持った薬草の芳香蒸留水を使うことだ。

欧米で一番人気があるのは、ランドリーの守護神とも言うべき紫の優雅なハーブ、ラベンダーである。

しかしここは日本。ひと頃にくらべ、最近はラベンダーの香りがずいぶん広まったとは思うが、それでも、古来ある香りではない。

アロマにはまる人々の間では、ラベンダーの化粧水やバスソルトの豊かで健やかな香りは大人気なのだが、自分は大好きでも、家中の人が馴染むまでに意外と時間がかかるという人がけっこう多いのだ。

しゅわしゅわ振りまいて自分がうっとりしてるとき、家人に「なんだ、その変わったにおいは?」なんて言われると、興ざめなのよね、というようなことを言った人が一人ではなかった。

家事は家全体にかかわること。手元で洗い上げる洗濯石けんならともかく、霧吹きであたりに振りまくとなると、自分の好みだけを押し通すのはむずかしい。

その点、和種のはっかは無敵である。

香りが嫌いだという日本人に、老若男女、今まで会ったことがない。

100㎖の水をふたつきのびんに入れて、はっか油を5滴落とし、ふたをしてよく振るだけでできあがり。霧吹きに入れて使うのであれば、最初から霧吹きボトルの中で作ってしまってもかまわない[*1]。

スチームアイロンの場合なら、直接アイロンのタンクの中に入れて使うこともできる。いずれにしろアイロンがけの間じゅう、部屋の中にさわやかな香りが広がって、芳香浴を楽しめる。

暑い夏にアイロンがけをしてフウフウ言ったとしても、はっかを使えば、醸し出すオーラは涼しげでいられる……かもしれない。

それでもたまには、何かバリエーションを、という声もなくはない。

防虫効果のあるものの中から、日本でリネンウォーターに使ってまず異議が出ない精油を選ぶとすれば、ヒノキかヒバ、シーダーウッド（杉の仲間）、パイン（松）、またはジュニパーベリー（ねず）など、針葉樹系の香りだろう。どれを使っても、霧を吹くたび、森林浴をしている気分になれるし、はっか油との相性も悪くない。

気が向いたら、はっか油とのブレンドもぜひお試しを。

＊1　使い残しのリネンウォーターは、あまり長く置かずに一両日中にお風呂の入浴剤として使ってしまうとよい。

レシピ19

# ミントのリネンウォーター
# ―アイロン用霧吹き

## 材料・道具

- はっか油……5滴
- 水……100mℓ
- ふたつきの容器（450mℓ程度のもの）　※188ページ参照
- 霧吹きボトル　※189ページ参照

## 作り方・使い方

❶ ふたつきのびんの中に水とはっか油を合わせ、よく振り混ぜる。

❷ 霧吹きボトルに入れる

- 霧吹きのボトルに入れ、アイロン用の水として使う。スチームアイロンの水タンクに直接入れてもいい。

※ヒノキ、ヒバ、シーダーウッド、パイン、ジュニパーベリーなどの精油を使う場合も、はっか油に代えて5滴でよい。はっか油とブレンドする場合は、はっか油を2滴、他の精油を3滴にするとよい。

## 効能

スチームアイロン時の防虫、抗菌作用。消臭、芳香作用。

# 20 はっかのにおい袋

20〜30年ほど前から、化学物質過敏症という病気が、いわゆる先進国で爆発的に増え始めた。発症した人たちは、化学物質にさらされると、めまいや吐き気に襲われ、おちおち外へ出ることもできない。

アメリカの知り合いにも数人いる。ある友人は、ひどい頭痛を起こすので、近所のスーパーへ買い物に行くことができないと言う。確かにあちらでは、一般的なスーパーの芳香剤や消毒殺菌剤の使用が日本より強烈だ。台所用、洗濯用洗剤やソフナー、住居用洗剤の近くに小麦粉やお米、チョコレートなど、においの移りやすいものの列があったりすると、開けてびっくり、食べられないということもけっこうある。

ホテルの部屋にチェックインすると、掃除の仕上げに芳香剤をがんがんスプレーしたらしく、慌てて窓を全開にしなければならないこともある。

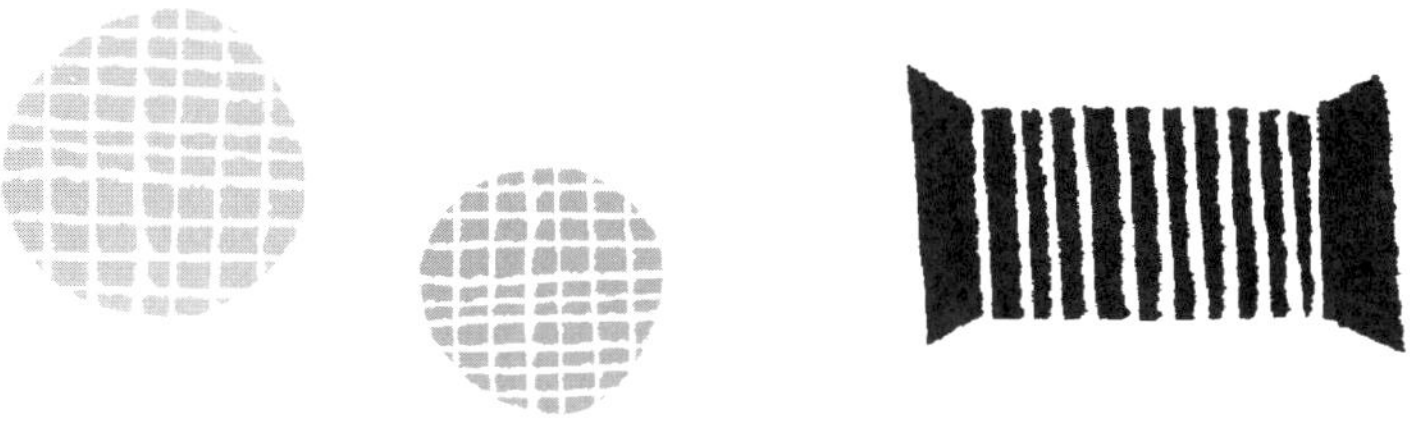

家族も私も過敏症を発症してはいないが、これは正直憂鬱《ゆううつ》だ。

日本の旅館に泊まるときは、そんな覚悟がいらないので安心しているが、最近日本でも、公共の乗り物の中で、周りから香ってくるソフナーや芳香剤のにおいで具合が悪くなる人が続出したと、ニュースになったこともあった。過敏症の人の数は、確実に増えているようだ。日本がアメリカの数年後を追いかけるようなことにならなければ、いいのだけれど。

香りと音は似ていると思う。種類と強さと混ざり方によって、香り成分も騒音のようにからだや神経を疲労困憊《こんぱい》させる。

外は騒がしい香りがいっぱいだからこそ、家では平和にほっとしたい。

レシピ17の「ミントのソフナー」は、リンスで柔らかく仕上げることが主眼なので、洗濯後の衣類に香りが残ることはない。

けれども、タンスやクロゼットの引き出しや衣装箱の中に、「はっかのにおい袋」をいくつか作って、防虫、防かびのために入れておくと、自然のはっかの好ましい香りがゆっくりと時間をかけて移っていく。

しょっちゅう出し入れする普段用の下着や靴下などは、虫やかびの心配もないので、こざっぱりと洗いざらしである。

が、毎日着るわけでなく、しばらく出番を待っているような衣類やリネンには、はっか油をしみこませた綿を詰めた小さなクッションのようなにおい袋を、あちこちにはさみ込んでおく[*1](うちでは、引き出しの場所によって、「ラベンダーのにおい袋」と二刀流である)。

引き出しを開けるたびにふわりと香ると、「ああ、うちだ……」と、その瞬間、からだの力がぬける。

あるとき、夏の間しまってあった合いのセーターを着て、夫が街に出た。インテリアショップに入ったら、通りかかった若い女性の店員さんが、「そのセーター、すごく、すごくいいにおいがしますね！　何のにおいですか？」と近づいてきて、おなか周りをクンクンされたと言う。

あわてておなかを引っ込めたが、ひどく、あせったらしい。

お店の一角は、ポプリやキャンドルの強いにおいがしていたから、ただのはっか油のにおいが、珍しくて新鮮だったんじゃないかねえ。

そう面白がりながら、はっか油のびんをまんざらでもなさそうに、改めて嗅《か》いでいた。

それからは私も心して、におい袋が肩のあたりに当たるようにしている。

＊1　においが弱くなってきたら、1～2カ月ごとに頃合いを見て、中綿を取り出し、新たにはっか油をしみこませて詰め直す。

レシピ20

# はっかのにおい袋

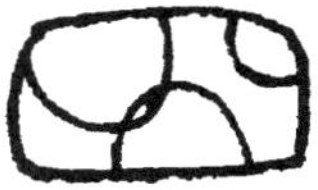

### 材料・道具

- はっか油 …… 滴量
- 木綿か麻の小袋 …… 数枚
- カット綿またはコットンボールなど脱脂綿 …… 適量
- 麻ひもやリボンなど …… 適量

### 作り方・使い方

❶ 脱脂綿をほぐしていくつか軽く丸め、袋の口から入れやすいボール状にする。

❷ 綿のボールに数滴ずつはっか油をしみこませる（におい袋１つあたり、はっか油20滴の見当で）。

❸ 袋の中に❷を適量詰めていき、形を整えて、口を麻ひもやリボンで結んで閉じる。

---

- 衣類の収納箱や引き出しに適量を入れて使う。

※ラベンダーの精油を使う場合は、はっか油のおよそ半量の滴数でよい。

### 効能

防虫、防かび、抗菌、芳香作用。衣類への軽い着香作用。

# 21 はっかのシューピロー

あつらえて作れば別だけれど、足にぴったり合う靴に巡りあう幸運は、親友に出会うのと同じぐらいの頻度しか人生に訪れない。

だから、ひょいっと見つけたそんな靴は、大事に長く履くことになる。

手持ちのベーシックなロングブーツとショートブーツとは、それぞれ、もう15年以上の秋冬を共に過ごした。

この2足は毎年、ブーツの中で随一の出番を誇る。

大活躍の忙しい靴に長く現役でいてもらうためには、オフに靴が心地よく休める環境を作ることが大事だ。

シーズン後には、かかとや、底全体を打ち直してもらい、拭いてよく乾かす。しっかり乾燥したことを確認してから、しまい込む前に、ブーツの中に1つずつもぐりこませるのが、「はっかのシューピロー」だ。

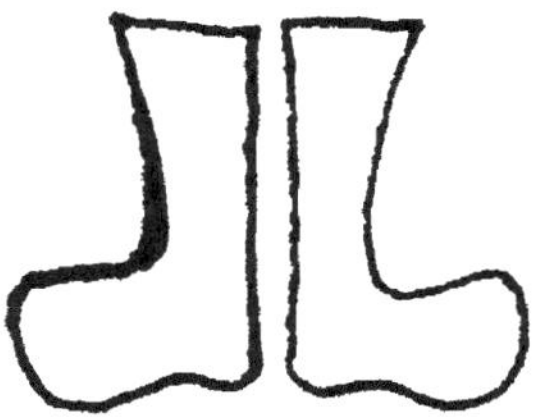

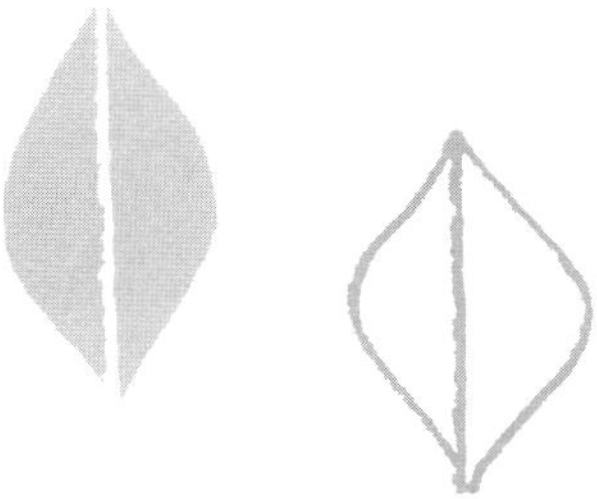

休眠期に靴を寝かせるための、香りのいい「靴まくら」である。

シューピローは、いったん作れば、長い間使える。

作ると言っても、綿を丸めてはっか油をしみこませ、ソックスの中に詰めるだけだ。ついでに乾燥剤の小袋も一緒にくるみこむ。リボンやひもで結んで口を閉じると、コロコロとした足の形のぬいぐるみのようだ。

それを履かせておくと、靴は型崩れせず、はっか油の防虫、防かび、抗菌作用が内側から働く。

こうしておけば次のシーズンが来たとき、靴はさわやかに、機嫌よく目覚めてくれる。

それにしても、靴というのも大変な役回りである。

『パパラギ　はじめて文明を見た南海の酋長ツイアビの演説集』[*1]という本の中に、南洋の民から見た西洋の靴の描写がある。

「この足皮は、ひもと鉤《かぎ》ホックとでしっかりと足首にしばりつけられ、足は巻貝のからだのように、かたい殻の中にある。（中略）これはいかにも不自然なことだから、足はもう死にかけていて、いやな臭いがしはじめている。」

＊1　岡崎照男訳　立風書房刊（1995年、第67刷）

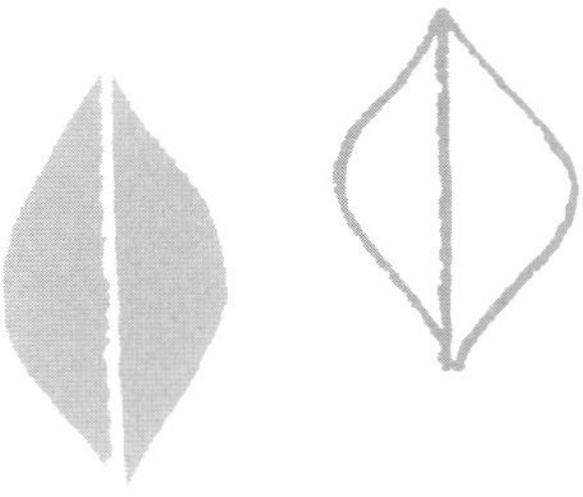

ブーツの手入れをするたびに、この真に迫った描写を思い出し、靴の気持ちを考える。

ほこりにまみれ、固い地面を行軍するだけで大仕事。その上もしも、死にかけていやな臭いがしはじめた巻貝のような足を運ばなければならないとしたら、どんなに苦痛なことだろう。

そんな悲惨なことにならないよう、今日も靴の手入れに、はっか油の力を借りる。

長老ツィアビの指摘どおり、靴で足を締め付けるのは確かに不自然なことだけど、靴を道具と考えず、足の延長と考えてケアすれば、彼の理解も得られるかもしれない。ビルの谷間を「足皮」なしで行くことは、私たちにはもう、どうしても無理なのだから。

シーズン中のケアには、レシピ3の「はっかのコットンボール」がいい。

帰宅して靴を脱いだら、その中にコットンボールを1つずつ入れておく。そうして一晩休ませれば、靴の吐く息は朝にはリフレッシュして、生気を取り戻す。

アロマテラピーは靴にも効くのである。

レシピ21

# はっかのシューピロー

**材料・道具**（1足分）

- はっか油……20滴
- ソックス……1足（2枚）
- カット綿またはコットンボールなど脱脂綿……適量
- シリカゲルなどの乾燥剤……2～4個
- 麻ひもやリボンなど……適量

**作り方・使い方**

❶ 脱脂綿をほぐして丸め、いくつかのボール状にする。
❷ ❶に数滴ずつはっか油をしみこませる（ソックス1枚あたりはっか油10滴の見当で）。
❸ ソックスの中に、❷と乾燥剤を詰めていく。
❹ 形を整えて、口を麻ひもやリボンで結んで閉じる。

- 靴の中に入れて、形を整えてからしまう。

※シーズンの終わりに新しくはっか油をしみこませて綿を詰め直す。乾燥剤は電子レンジで再生させるか、取り替える。

**効能**

靴の保管（防虫、防かび、抗菌、乾燥）。芳香作用。

# 第4章
# はっか油でお風呂

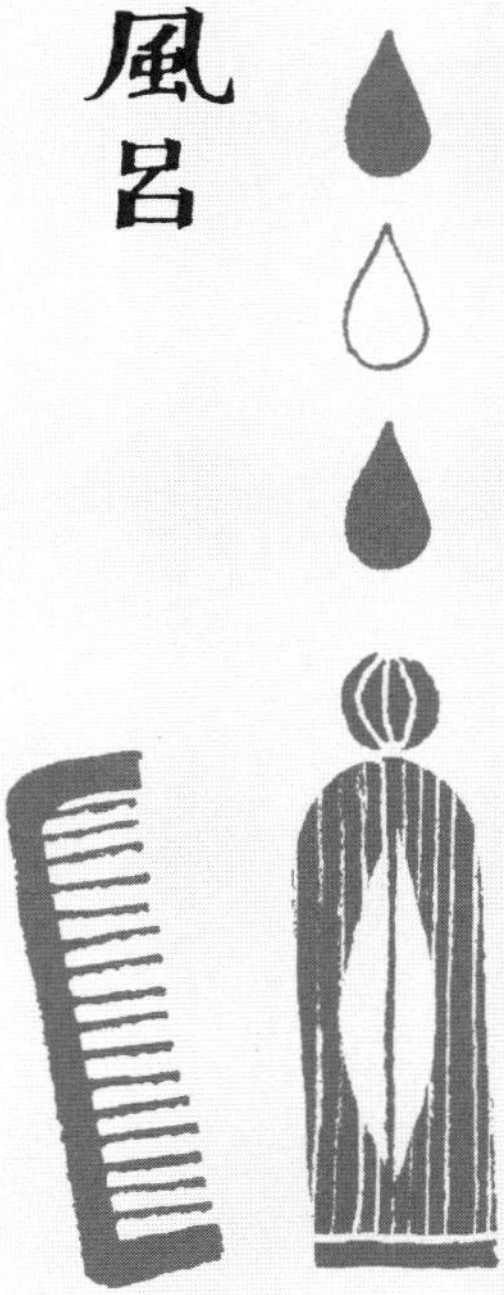

# 22 ミントのバスオイルとバスミスト

ミントの仲間の精油は、西洋のアロマテラピーの世界では、肌に直接つけてはいけないものに分類されている。

はっかもペパーミントも、精油の原液が直接つくと、スースーを通りこし、ひりひりした刺激を感じる人もいるからだ。

けれども、アロマテラピーから入ったわけではない筋金入りのはっか油愛好者の中には、肩や首筋に直接原液をスプレーしたり、ぬり込むのが好きな人もかなりいる。肌への強い刺激が肩こりに効くのだと言う。

別に長年何の問題もないよ、という知り合いもひとりやふたりではない。シンガポールや香港などアジア出身で、もともとタイガーバームなどを愛用していたら、はっかの刺激の強さに慣れているのかもしれない、と思ったりする。

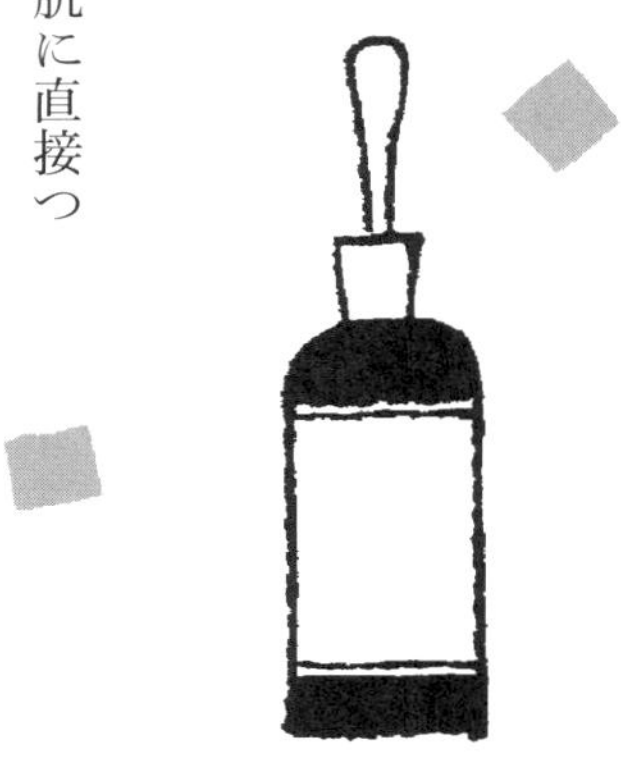

そんな彼らはわさびも大好きで、日本では考えられないほどどっぷりつけては、鼻がつーんとなるのを「おおー！」と喜ぶ。はっか油の肌への直《じか》づけが好きなのと関係あるかしら。まあ、たまたまかもしれない。

お風呂にはっか油をぽとりぽとりと4、5滴、直接垂らして入浴する人もいる。個人的にはちょっときつすぎるので、肌に使うときは、私は、はっか油をバームやバスオイルのように必ず何かに薄める。

だが、肌の丈夫さ、敏感さ、ちょうど気持ちがいい刺激の頃合いは、人によって全く違うので、あくまで自分の感覚で注意深く試してみて、納得するより他ないだろう。

というわけで、「ミントのバスオイル」である。

オリーブオイル[＊1]かホホバオイルに、はっか油を希釈《きしゃく》したものだ。

最近は、夏でもオフィスや街の冷房でからだが冷えるという人が多いが、そんなときに一番おすすめである。ぬるめのお湯でゆっくり入るといいだろう。

1滴ずつ出せるドロッパーのついた精油びんの中で、オイルを混ぜ合わせて作ると、そのまま使えて便利だ。

＊1　食用のエキストラヴァージンオリーブオイルを使ってもかまわない。

小さじ2杯（10㎖）のオリーブオイルかホホバオイルをびんに入れ、40滴のはっか油を加えて、よく振って混ぜる。これで入浴8～10回分である。1回に24～30滴を、好みによって湯船に落とし、よくお湯をかき混ぜて入るといい。

このバスオイルが肌につくと、ひんやりとした爽快感があるのだが、それは肌の感覚だけで、実際には、はっか油によって血行がよくなり、からだは温まる。

バスタイムにはっかの爽快感は味わいたいが、夏はやっぱりお風呂につかるよりシャワーだよね、という人もいる。

あるいは、オイルに薄めても、はっか油の肌あたりは、ちょっとまだ強すぎるという人もいるかもしれない。

そんな場合は、「ミントのバスミスト」がおすすめだ。

シャワーや入浴時に、はっか油の原液を小さなスプレーボトルに入れて持ち込み、そのままバスルームの壁に向かって3回ほどスプレーするのである。

シャワーのお湯がかかってすぐに流れてしまわない場所を選んで吹き付

ければ、湯気とはっかの香りが浴室いっぱいに心地よく充満し、バスタイムの間じゅう、さわやかな芳香浴を楽しめる。

はっかの仲間の植物は繁殖力旺盛で、小さな庭などでは見る見る繁って広がっていく。だからミントは大昔からいろいろな地域で、生命力と結びつけられてきた。

シャワーの滝に勢いよく打たれながらはっかのスチームに包まれると、まるで、その生命力を全身に受けている気分になれる。

ただ、うっかり換気扇のそばにスプレーすると何も香らなかったりする。

どの場所がベストスポットか、何度か試してみるといいだろう。

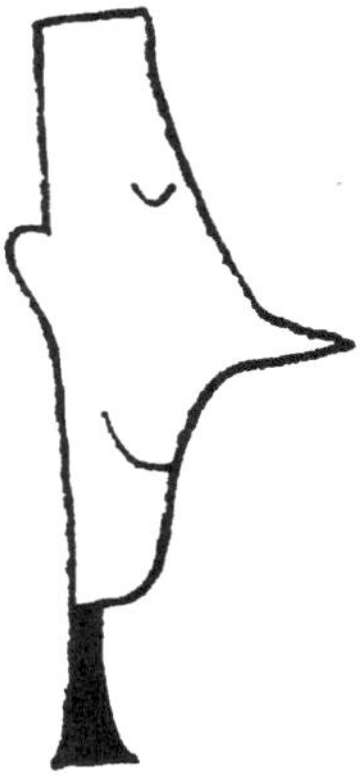

レシピ22の2

# ミントのバスミスト

**材料・道具**

- はっか油…… 適量
- 小さめの携帯スプレーボトル ……１本

※189ページ参照

**作り方・使い方**

❶ スプレーボトルにはっか油を入れる。

---

- 浴室内で、壁の方に向けて３回ほどはっか油をスプレーし、入浴する。

※スプレー時、目や鼻の粘膜には、原液が直接触れないようにくれぐれも注意すること。
※ユニットバスなどのプラスチックの壁やタイル、ガラス面なら、直接スプレーしても、変色などの心配はない。白木などは、しみこんで染みになることもあるので、木部にスプレーするのは避けた方がいい。

**効能**

心身の疲労回復。緊張、頭痛、胃もたれの緩和。抗菌。

レシピ22の1

# ミントのバスオイル

**材料・道具**（入浴8～10回分）

- はっか油……40滴
- オリーブオイル
（または）ホホバオイル……小さじ2杯（10mℓ）
- ドロッパーつき精油びん（10mℓ）……1本

※187ページ参照

**作り方・使い方**

❶ 精油びんの中で材料を合わせ、よく振ってできあがり。

- 入浴1回につき、精油びんから24～30滴を湯船に落とし、よくお湯をかき混ぜて入浴する。

**効能**

心身の疲労回復。緊張、頭痛、胃もたれの緩和。血行促進。抗菌。

# 23 はっかのシャンプーと はっかのリンス

シャンプー剤に加える天然の精油には、いろいろなオプションがある。ヨーロッパで伝統的に髪や頭皮の健康にいいとされ、人気があったのは、ラベンダーとローズマリーの組み合わせや、カモミールだ。

ラベンダーとローズマリーは濃い色の髪、カモミールは明るい色の髪を美しく仕上げるとも言われてきたが、それ以上にそれぞれのハーブが持つ頭皮のケア機能が注目されていたようだ。確かに健康な髪を育てるには、頭皮の状態を整えることが第一である。

だが、精神的な効能にももっと目を向ければ、シャンプーの香りの選択肢はうんと広がる。毎度の洗髪を「気持ちいい！」と心から楽しむことの効用は、計り知れない気がするのだ。

洗髪のときは、湯気と香りと泡に頭全体がすっぽりと包まれるから、シ

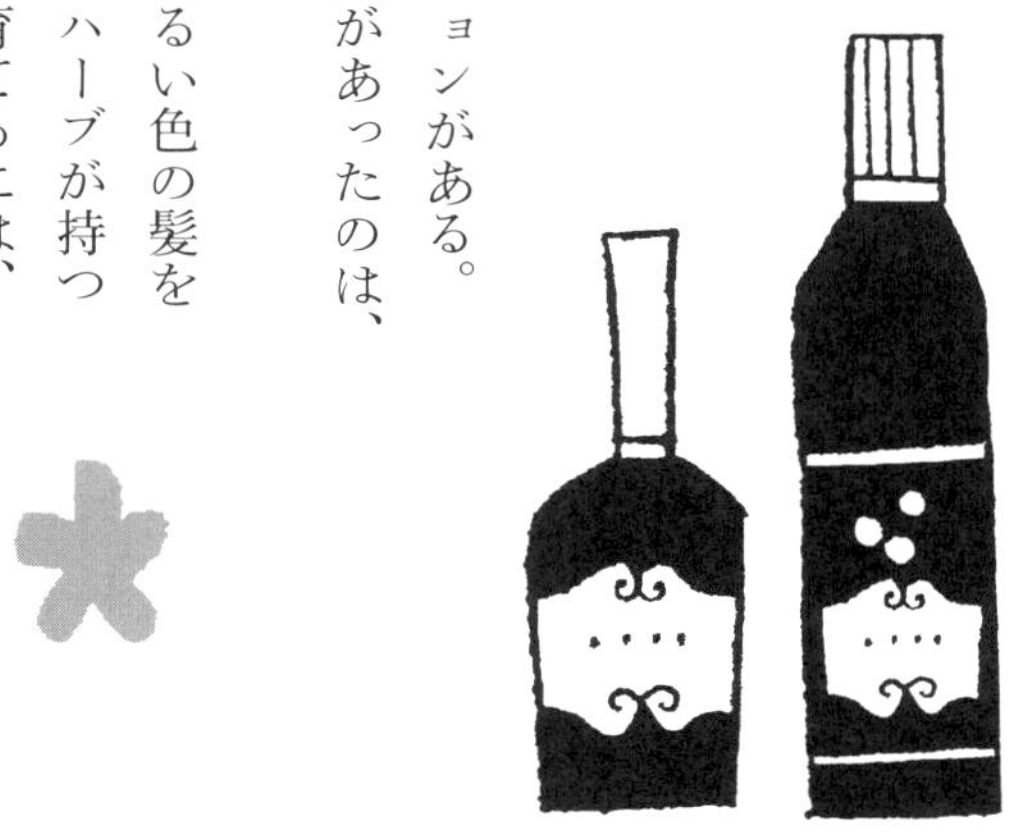

ャンプーの香りのダイレクトな効果はとても大きいのである。

だから、自分が大好きな香りをしっかり選んでシャンプー剤に使うと、「髪を洗って疲労回復」が現実のものになる。

もともと「洗う」ことは、物理的にだけでなく、精神的なリセット、再生効果をもたらしてくれるので、洗うという行為に香りをうまく組み合わせるのは、とても理にかなっているのである。

むしゃくしゃして気が晴れない、とか、梅雨時の憂鬱感を吹き飛ばしたい、高湿猛暑の一日の終わりにさっぱりしたい、などというときは、「はっかのシャンプー」と「はっかのリンス」の独壇場だ。またなぜか周りの男性陣には、一年を通して一番人気のシャンプー、リンスでもある。

そう言えばここ数年で、世界的に見ても石けんシャンプー派の男性の数がずいぶん増えたようだ。

無農薬の農産物や放し飼いの牧場肉を探したりしている人たちが、食だけでなく頭皮や髪の健康にも真剣に気をつかい始めたのかもしれない。

あるいは、かなりの国で頭部をさっぱり剃り上げるスタイルが流行しているが、そこに移行する前にシャンプー剤を変えてみようという男性も、一定数あるかに思われる。
「はっかのシャンプー」と「はっかのリンス」が、その後のヘアスタイルの変化にどういう影響を及ぼしたかについては残念ながら追跡調査がない。だがいずれにしても、頭皮の健康維持と、洗髪時の爽快感は太鼓判だ。

合成シャンプーの場合、リンス剤の役割は、傷んだ髪の表面をシリコンのようなもので埋めて、すべりをよくすることにあるという。

石けん洗髪の場合は、リンスの意味が全然違って、髪に余分に残る石けん分を弱酸性のリンスで落として、なめらかに仕上げるのが目的だ。

さかずき2、3杯のリンス液を洗面器1杯のお湯で薄めて、シャンプー後の髪をすすぐ。実を言えば、弱酸性のリンス素材として、髪が柔らかく仕上がるのは、レモンの果汁が一番だ。そして、その次がビネガー（食酢）である。だが、ここでは、より手軽で保存や携帯が便利なものとして、クエン酸を使う方法を紹介することにした。

最近は、エコ家事用として大きなパックのクエン酸も通販などで簡単に手に入るし、傷みにくいので常備もしやすい。

泊まりの旅行に出る場合などは、その使い方をちょっと変えると軽くてかさばらず便利になる。1回のリンスにつき、大さじ半分のクエン酸を粉のまま携帯すればいいのだ。私はこれを、手作りの石けんシャンプーと共に持っていく。

昔々の粉薬みたいに、正方形の紙を折り紙のようにたたんでクエン酸の粉を包み込み、必要な回数分だけ、1包、2包と持ち歩く。

温泉宿などでないかぎり、旅先では洗面器に代わる容器がすぐには見当たらないこともあるが、紙に入った粉なら、細口のペットボトルなどにも直接サラサラと入れやすいのだ。そこにお湯を入れてはっか油を1滴垂らし、振り混ぜればいいわけである。

はっか油のなじみをよくし、頭皮への保湿効果もプラスするために、家用レシピではグリセリンも加えている。

温泉の浴場などはいつも洗面器があって便利だが、白い粉をサラサラ振り入れているところを見つかると妖しさ全開。手早い動作が必要とされることも多い。[*1]

旅先で常に落ち着きと品を保ちつつ、家のくつろぎを完全に実現できるようになるには、まだしばしの修行が必要な気がしている。

＊1　旅行時には、精油びんにグリセリン10mℓと、はっか油10滴を入れて混ぜ合わせたはっかグリセリン溶液を用意し携帯することもできる。クエン酸を溶かした湯に、21滴のはっかグリセリン液を垂らし、よく混ぜてリンスする。

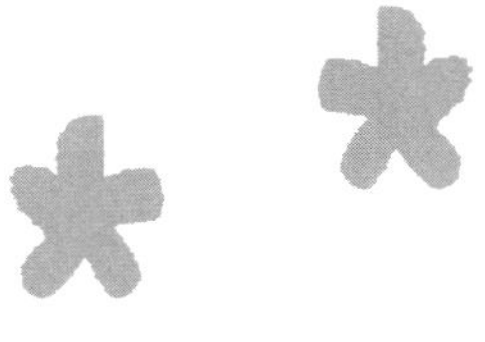

レシピ23の2

# はっかのリンス

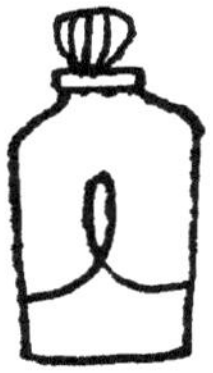

### 材料

- はっか油……10滴
- 植物性グリセリン……小さじ2杯
- クエン酸……大さじ5杯
- 水……500㎖
- ふたつきの細口びん　※187ページ参照
- 計量カップ

### 作り方・使い方

❶ 細口のふたつきボトルの中にグリセリンとはっか油を入れ、びんを横に振り動かしてよくなじませる。

❷ 計量カップにクエン酸と水を合わせて溶かし、❶に入れる。

❸ ふたをして、再度よく振り混ぜてできあがり。

---

- 1回のリンスについて、さかずき2、3杯ほど（約50㎖）を、洗面器1杯の湯で薄めて使う。

### 効能

シャンプーの余分な石けん分を落として、髪を柔らかく仕上げる。心身の疲労回復。抗菌。

レシピ23の1

# はっかのシャンプー

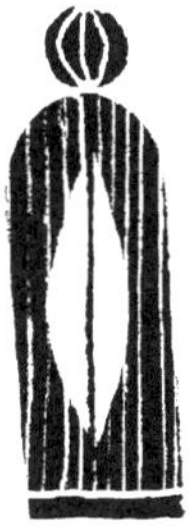

**材料・道具**

- はっか油……10〜20滴
- 植物性無添加液体石けん……350mℓ
- 植物性グリセリン……50mℓ
- 好みのソープディスペンサーや泡ボトル

※188ページ参照

**作り方・使い方**

❶ ボトルの中に液体石けんとグリセリンを合わせ、レシピの目安内で好みの量のはっか油を加え、よく振り混ぜる。

❷ 使いやすい好みのボトルに入れる。

- 石けんシャンプーには、「はっかのリンス」のような酸性リンスを組み合わせること。

**効能**

洗浄、抗菌作用。消臭、芳香作用。心身の疲労回復。

# 24 ミントのヘアスプレー

からっ風の季節には、肌の乾燥も困りものだが、髪のぱさぱさもうれしくない。油分が足りなくなると髪のつやはなくなるし、急いでちょっと手荒にブラッシングすると、切れ毛にもなりがちだ。

最近は、夏のオフィスの冷房で、冬だけでなく年中髪が乾燥していると言う人も少なくない。

そこで、力強い助っ人になってくれるのが、ホホバオイル入り「ミントのヘアスプレー」だ。

はかどらぬ仕事についい髪かきむしり、ふと気づくと髪がぱさぱさ。するとなぜか不思議なもので、気持ちもどこか、ぱさぱさだ。

そこで、ミントの香りのヘアスプレーをシュッシュと吹きつけ、手櫛《てぐし》で髪になじませれば、髪も心もうるおってくる。

よーし、ここでもう一度、と新たな気分で仕切り直せる。

北米やメキシコの先住民たちは、ホホバの実をしぼって、昔から医療や美容に使ってきた。砂漠の強い陽ざしや乾燥で傷んだ皮膚や髪の手入れに欠かせなかったのが、ホホバオイルである。

このヘアスプレーのレシピは、ホホバオイルのところを、椿油やオリーブオイルで代用することもできなくはない。それぞれ、日本や地中海地方で、伝統的に髪の手入れに使われてきた植物油だ。

ただ、それでもやっぱりホホバオイルがいち押しなのは、オイルの成分の特徴に大きな理由がある。

「オイル」と呼ばれてはいるものの、ホホバオイルの成分のうち、その半分は、人の皮脂の中に自然に含まれている液体の「ろう」＝ワックスなのだ。頭皮から分泌される皮脂中のワックスには、乾燥や摩擦から髪を保護し、つやを与える役目がある。

ホホバオイルは半分が植物性ワックスなので、使用感に油っぽい感じがなく、べたつかず、さらりとした軽い使い心地なのも魅力である。

持ち歩くのに便利な小さなスプレーボトルを用意して、その中でホホバオイルとはっか油と水を合わせて、よくよく振ればできあがり。

髪の乾燥の度合いによって、ホホバオイルの滴数を好みで調節する。

3滴から始めてみて、もの足りなければ5滴ぐらいまで増やせばいい。

使う前にはスプレーボトルをよく振って、髪にシュッシュとスプレーしたら、手櫛やブラシで整える。

髪に水分が心地よく行き渡るまで、何回スプレーしてもかまわない。

スプレーするたび、はっか油の緑の風が、髪の間に吹きわたる。

レシピを見れば、ヘアスプレーと言ったって、なんだ、ほとんど水じゃない、と言いたくなるかもしれないが、ウン千円の化粧水だって、ほとんど水。肌も髪も、うるおいの99パーセントは水の働きなのである。

が、1パーセントに満たないとはいえ、ホホバオイルのワックスパワーはあなどれない。このスプレーは、急いで髪の寝ぐせ直しやつや出しをしたいとき、ちゃんと効果を発揮する。

ちなみに、はっか油をそのままラベンダーの精油に代えれば、肌用の化粧水スプレーに変身だ。

レシピ24

# ミントのヘアスプレー

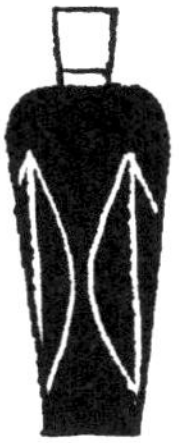

### 材料・道具

- はっか油……３滴
- ホホバオイル……３～５滴
- 水……50mℓ
- スプレーボトル　※189ページ参照

### 作り方・使い方

❶ スプレーボトルの中に、ホホバオイルとはっか油を入れて、横に振り動かしてなじませる。
❷ 半量の水を加えてふたをし、よく振る。残りの水を加えて、さらによく振り混ぜてできあがり。

---

- 好きな量だけ髪全体にスプレーし、よくなじませて形を整える。使う前によく振ること。

※オイルののびが悪くならないよう室温に置き、１カ月以内に使い切るといい。

**効能**
整髪、髪の保護。消臭、抗菌、芳香作用。緊張緩和、心身の疲労回復。

## 25 ミントのヘアオイルとヘアワックス

スキンケア、ヘアケアについての情報はごまんとある。

だが、外からどうにかできる部分については、肌にしろ髪にしろ、話はごくシンプルだ。

つきつめれば、水分補給と、水分を守るための膜を上手に選んでのせることにつきる。

外側からケアする部分は、髪も肌も角質で、身もふたもない言い方だが、死んだ細胞のかたまりだ。細胞の質自体は、生まれてから死ぬまでの数十日のサイクルに、どう作られたかで決まってしまっている。

それを生きているかのように輝かせようとすれば、水分を含ませてみずみずしく柔軟性をもたせ、その上からオイルやワックスを薄くのばして、つるつるさせる他にない。

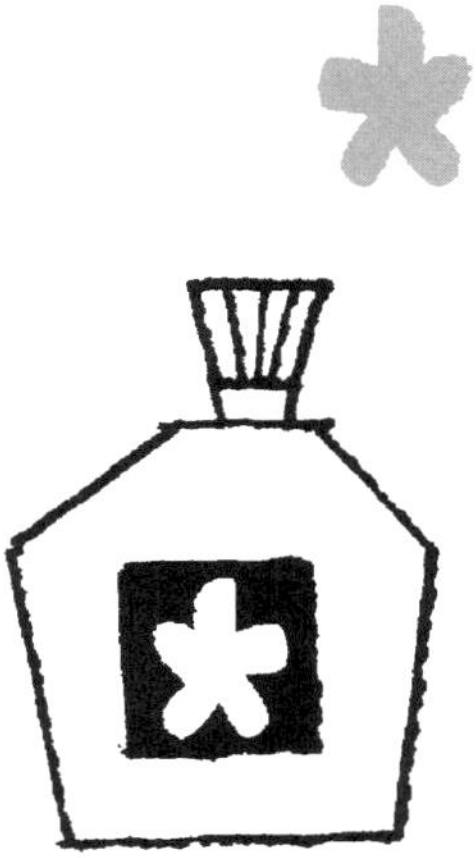

現に生きたからだは、汗（水分）と皮脂（オイルやワックス）を表に繰り出して、角質ケアをしようとしている。

それが自然にうまくいかない場合、外からちょいちょい手を入れて調子を整えてあげるのが、肌や髪のケアだと言えるだろう。

というわけで、髪がぱさぱさと乾燥したとき、私が思い浮かべるのは、ビーフンや緑豆はるさめである。

あるいはその時の気分によって、イタリアのカッペリーニ（天使の髪のパスタ）。

美味なひと皿のヌードルサラダを作るこつと、死んだ角質を蘇らせるこつは、まるで同じだ。手早く丁度の水分を含ませて、ピチピチしこしこと歯ごたえよく戻し、ピッタリのオイルをつややかにさっと薄くまぶして、新鮮なサラダに仕上げる。

ドレッシングに当たるのが、ヘアスプレーとヘアオイルやヘアワックス。サラダの仕上げに使う香菜やバジルは、ここでは、はっか油のミントの香りだ。

髪が乾燥している場合に大事なことは、まずは水分を含ませることなので、ヘアオイルやヘアワックスを使う前に、レシピ24のヘアスプレーでたっぷり保湿して、水分を行き渡らせるといい。

水分を補給せずにオイルやワックスをつけても、髪の弾力は戻らず、ぱさぱさのまま、ベタベタしてしまう。乾燥したはるさめにオイルをまぶしても、食べられないわけである。

「ミントのヘアオイル」でベースになるのはホホバオイルで、前にもふれたが、成分の半分は、植物性液体ワックスだ。

だから「ヘアオイル」とはいうものの、「リキッドヘアワックス」と呼んでもいい。乾燥を防いだり、つやを出したりするのに、とても効果がある。

もう少ししっかりとしたスタイリング機能がほしいときは、みつろうとシアバターを加えた固形のヘアワックスがいい。

作り方の手順は、はっかのバーム（レシピ7、8）と同じである。

髪をがっちりとハードに固めることまではできないが、毛先をぴんぴんと元気に踊らせたいときなどに重宝だ。

合わせてミントの香りが、毛先に躍るのも楽しい。

実はこのミントのヘアワックスは、かかとのケアクリームとしても、とてもいい。

材料の中のみつろうは文字通り固体のワックスなので、荒れた角質の表面をなめらかに整えて、摩擦から保護するのはお手のものだ。

寒い季節にかかとがざらざらしてきたら、水分を補給してからこのクリームを丁寧にすりこめば、すぐにつるつるが蘇ってくる。

ストッキングやタイツが引っかかりそうで心配なときには、特におすすめ。たっぷりぬりこんでから、ミントの香りもさわやかにかかとをするりとすべりこませれば、身も心も軽々と歩き出せる。

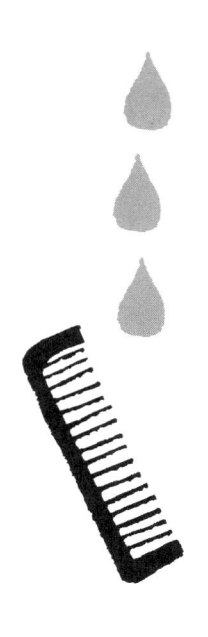

レシピ25の2

# ミントのヘアワックス

### 材料・道具

- はっか油……5滴
- みつろう……2g
- シアバター……3g
- ホホバオイル……4g
- 注ぎ口のついた小さな耐熱容器（ビーカーなど）
- ふたつきの容器（メンタム缶やクリーム容器）

※187ページ参照

### 作り方・使い方

❶ みつろう、シアバター、ホホバオイルを耐熱容器に入れ、弱火の湯煎にかけて溶かし、火を止める。
❷ みつろうが冷え固まらないよう❶を鍋に入れたまま、はっか油を加え、竹串などで素早くかき混ぜる。
❸ 熱いので注意しながら❷を鍋から取り出し、クリーム容器に流し入れてふたをする。
❹ 適温になるまで冷まして固まったらできあがり。急いで冷ましたいときは、冷蔵庫に入れる。

- 髪に水分を補給しながら、適量を手に取って使う。

### 効能

髪の保護、整髪、スタイリング機能。髪の乾燥を防ぎ、つやを与える。かかとのケアにも。

レシピ25の1

# ミントのヘアオイル

### 材料・道具

- はっか油……10滴
- ホホバオイル……大さじ1杯（15㎖）
- 精油びんなどドロッパーつきのびん　※187ページ参照

### 作り方・使い方

❶ 1滴ずつ取り出せるびんの中で、ホホバオイルとはっか油を合わせ、よく振り混ぜてできあがり。

- 髪に水分を補給しながら、適量を1、2滴ずつ、直接手に取って使う。

### 効能

髪の保護、整髪機能。髪の乾燥を防ぎ、つやを与える。

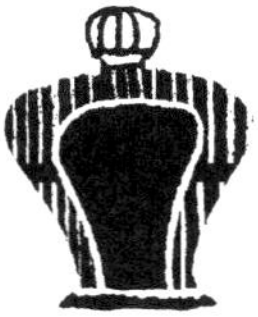

# 26

## ミントのアロマキャンドル

浴室で一日の汚れを洗い流した後で、やれやれと湯船につかり、ろうそくの柔らかな明かりの中で、ぼーっとするのは、心安まるものである。香料の入っていない、無着色のろうそくを使えば、アロマポットのような香炉がなくても、天然の精油の中から好みの香りを選んでアロマキャンドルを楽しむことができる。

ミントのバスオイル（レシピ22）を使うときなど、アロマキャンドルもはっか油の香りでコーディネートすれば、清涼感アップも意のままだ。

初めに滴下した精油の香りは30分ほどで飛んでいくので、使うたびに新しい香りに変えていきたいなら、それも簡単である。

ただし、天然素材で必ず直径4、5㎝以上の、ちょっとたっぷりとした据わりのいいサイズのろうそくを選ぶ。

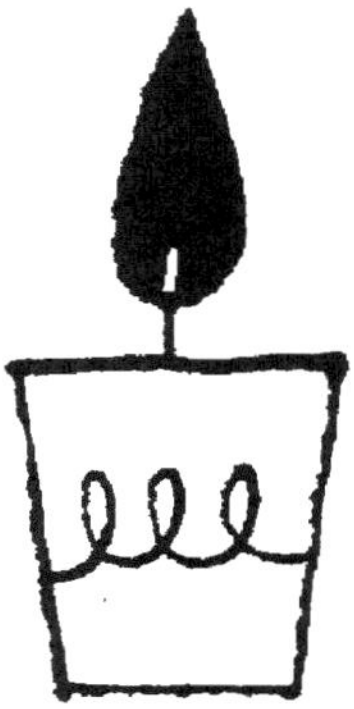

というのも、直径３㎝以上のろうだまりを作るのが、このアロマキャンドルのポイントだからだ。火をつけたら、ろうだまりができるのをしばし待つ。できたら、いったん火を消す。そしてろうが固まりかける直前に、はっか油を10滴、ろうだまりの中に垂らす。

精油がすぐに燃えてしまわないように、芯の近くよりも、ろうだまりの縁に近いところに落とすようにする。

ろうの中に、はっか油を固めて閉じ込めるわけである。[*1]

準備ができたところで再度火をともし、ゆっくりと香りを楽しむ。

こうして手順を読むと、なんだか面倒な気がするかもしれない。

だが、湯船のふちにキャンドルを置いて静かに火をともし、じっとろうだまりができるのを待ったり、ふうっと吹き消してはっか油をぽたぽたと落としたり、また火をつけたりという一連の作業自体、ゆったりと気持ちを休ませてくれるものだ。

少しばかり気をゆるめてちょっと火遊びしたところで、浴室ならば蛇口はすぐそこ、火事を出す心配もない。

マッチをするなら、小箱や燃えさしを置く小皿なども、小道具のように

＊1　固まったろうの上に、精油がむき出しでのっていても、火が燃え移って香りがすぐに飛んでしまう。

凝ってみると、遊びの雰囲気はさらに高まる。

以前は、石油由来のパラフィン製のろうそくがほとんどで、天然素材で無香料のものは手に入りにくかった。すすが出て、燃えたときに嫌な臭いがするろうそくも多かった。

だから、食卓で食事の邪魔をしないろうそくは、手作りすることもあったほどだが、今では大豆由来のソイワックスやパーム油由来のパームワックスなど、クリーンで手頃、精油と合わせて使い心地のいい素材のものが手に入る。はっか油のように、飛びやすい香りの精油をアロマキャンドルで楽しむには、合わせるろうそくの優しさがとても大きい。

天然素材のろうそくのなかでも、みつろう１００パーセントのものには、その手ざわりと、ろう自体の香りに治癒のパワーがある。

無香料でもはちみつの甘い香りがし、自然の営みが不思議と人をつなぐとして、古代から神聖視されてきた医療、美容の素材だ。

ほとほと参ったというときには、みつろうキャンドルのろうだまりに、はっか油を垂らし、火をともしながら、湯船に身を沈めるのもいい。

浴室を出るころにはきっと、ものごとがちょっと違って見えてくる。

レシピ26

# ミントのアロマキャンドル

**材料・道具**

- はっか油……10滴
- 無香料、無着色のろうそく

（直径４、５㎝以上のもの）……１個

- キャンドルスタンドや皿など

**作り方・使い方**

❶ ろうそくに火をつけ、直径３㎝以上のろうだまりを作る。

❷ ろうだまりができたら火を消す。

❸ ろうが固まりかける直前にはっか油を10滴、ろうだまりの縁の方に垂らし、固まるろうの中に閉じ込めるようにする。

❹ ろうが固まったら、火をつけて香りを楽しむ。

※ろうだまりが小さすぎると、精油が火に近すぎて、すぐに飛んでしまうので、ろうだまりのサイズには留意。火をともして30分ほどで精油が蒸発し、香りが飛ぶので、引き続き香らせたいときは、適宜精油を足す。

**効能**

芳香作用。心身の疲労回復。緊張緩和。

# 27 はっかのバスハニーとはちみつシロップ

湯船で何も余計なことを考えず、頭をからっぽにするのはとってもいい。

それだけで、疲労回復、スキンケアに何よりのトリートメントだ。

さらに湯気と入浴剤の性質を組み合わせて上手に使いこなせば、ピンポイントでからだの不調をケアすることもできる。早めに手を打てば、お風呂を使って、するりと不調を乗り越えられることもある。

はっか油を使うなら、たとえば、喉の痛みだ。

全身を温めてほぐしながら、湯気と一緒にはっかの香気成分を吸い込むのはとても効果的で、レシピ22の「ミントのバスオイル」はとてもいい。

だが、もしも作り置きがなかったら?

「はっかのバスハニー」は、そんなときの定番だ。どんな入浴剤より、ぱぱっと楽に使えるのが、はちみつなのである。

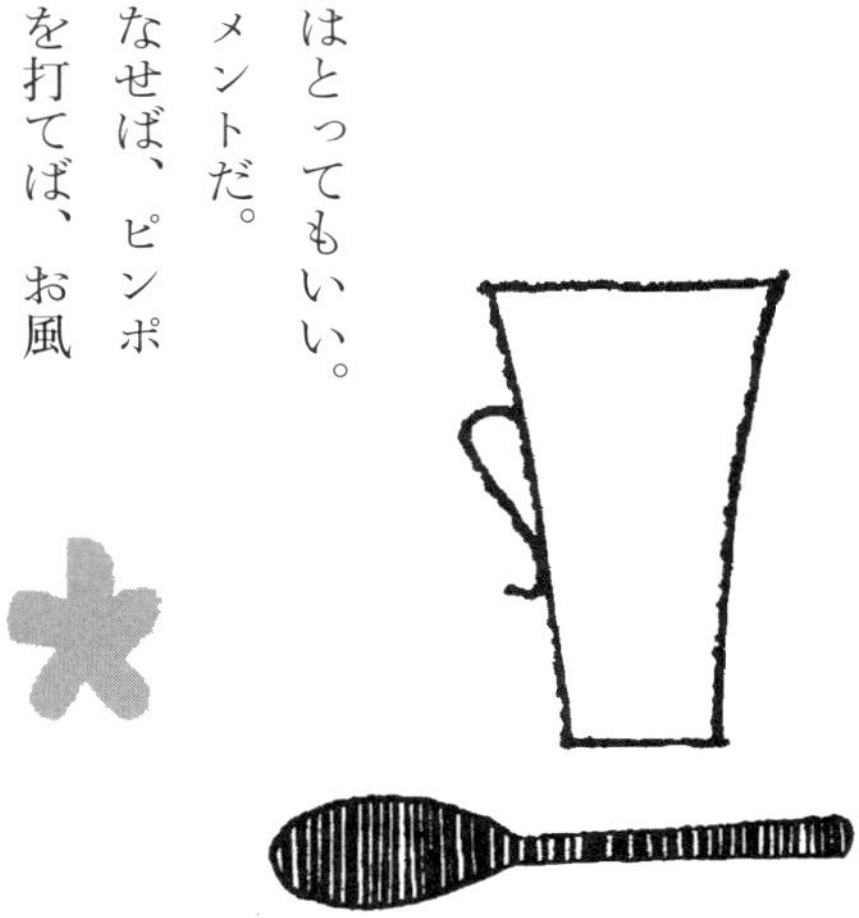

ティーカップの中にはちみつを大さじ3杯ほど入れて、スプーンごと持ち込む。湯船につかるとき、はっか油を3滴垂らしてよく混ぜ、お湯に入れてよく溶かす。深呼吸すれば、喉や気管、肺の中まで、はっかの治癒パワーがさーっと走り抜けていく。

おまけにはちみつの保湿力のおかげで、湯上がりの肌はすべすべである。

実は、はっかとはちみつの組み合わせは、もっと直接的に喉に効く。

はっかが喉にいいことは、太古の昔から世界中に知れ渡っていて、どこの国でも「のど飴」と呼ばれるものには、ほぼもれなくメントール（はっかの中の有効成分）が含まれている。

家ではっかのトローチを作ることもできるけど、もっと簡単ですぐに役に立つのは、「はっかのはちみつシロップ」[*1]だ。

はちみつはギリシャ、ローマの時代から、傷んだ粘膜を修復する薬だった。化学薬品万能時代はずっと民間治療薬の扱いだったが、近年、効能を分析する研究が進み、ニュージーランドやドイツを中心に、主に外傷や潰瘍の治療薬として、病院での利用が増えているらしい。

産地や花の種類によって様々だが、「からだに効く」ものなら、混ぜも

＊1　胃薬としても使える。寝る前に胃が重いとき、ひとさじなめて床につく。睡眠中の代謝が促進されて、朝の胃の爽快さを助ける。

のがなく加熱処理をしていない、純粋な生のはちみつ[*2]を選ぶことだ。酵素などの治癒効果を持つ成分が壊れていないことが大事なのだという。理屈はどうあれ、「効く！」と体感できるはちみつは、とってもおいしい。

喉に違和感を感じたら、はちみつを茶さじ1杯すくい取る。そこにはっか油を1滴垂らして、爪楊枝を使い、くるくるとよく混ぜる。ぺろりと口に入れ、喉の痛い箇所にゆっくりぬり込むようなつもりで、はちみつが流れていく感覚を追いながら、飲みくだす。

はちみつが胃に到達すると、はっか油のすーっとする刺激が喉までじんわり上がってきて、「効いてる、効いてる」と実感できる。

うちでは普段、喉や胃の必要に応じて、スプーンと爪楊枝を使い、各自調合することにしている。だが、はっか油とはちみつを混ぜ合わせてシロップをびんの中に作り置きしておくと、子どもでも使いやすいようだ。

バスハニーに浸かったあとの湯上がりに、はっかのはちみつシロップをぺろりとなめるのも楽しい。

これで明日は喉がよくなりますように。

からだはほかほか、胸はすっきり。朝の目覚めが待ち遠しい。

＊2　寒い時期にも固まりにくく、年中シロップとして使いやすいはちみつとしては、アカシアなどがおすすめ。

レシピ27の1

# はっかのバスハニー

**材料・道具**（入浴１回分）

- はっか油……３、４滴
- 天然はちみつ……大さじ２、３杯
- カップ（浴室に持ち込みやすいもの）
- スプーン

**作り方・使い方**

❶ カップに、大さじ２、３杯のはちみつを入れ、はっか油を３、４滴垂らしてよく混ぜ合わせる。

- 浴室にカップを持ち込み、湯船に入るときに❶を湯に入れ、よく混ぜて溶かしながら入浴する。

※１度の入浴ではっか油は揮発してしまうので、次の人が入る場合は、新たに作って使う。

※はちみつは湯に入る量が多くなるにつれ保湿力が上がっていくが、決してべたべたしないので、大さじ10杯ぐらいまでは問題なく足せる。

**効能**

肌の保湿。心身の疲労回復。緊張緩和。抗菌。

レシピ27の3

# ひとびんのはっかのはちみつシロップ

## 材料・道具

- はっか油……20滴（大人用）
  10滴（子ども用）
- 天然はちみつ……100mℓ（145g）
- ジャムびんなど、ふたつきのガラスびん

## 作り方・使い方

❶ 100mℓのはちみつをガラスびんに入れ、大人用にははっか油20滴、子ども用にははっか油10滴を合わせ、竹串などで全体をよく混ぜ合わせる。

---

- 小さじ1杯を口に入れ、喉の表面にぬるような気持ちでゆっくりと飲み込む。

### 効能

喉の痛み、違和感、咳の緩和。消化不良、二日酔いの緩和、食欲増進。

レシピ27の2

# ひとさじの はっかのはちみつシロップ

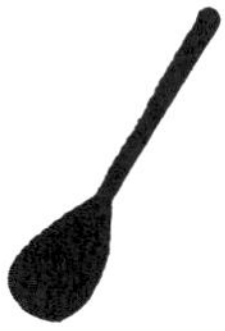

**材料・道具**

- はっか油……１滴
- 天然はちみつ……小さじ１杯
- ティースプーン
- 爪楊枝

**作り方・使い方**

❶ スプーンに１杯のはちみつをすくい取り、はっか油を１滴垂らして、爪楊枝でよく混ぜ合わせる。

● そのまま口に入れ、喉の表面にぬるような気持ちでゆっくりと飲み込む。

※子どもの場合は、はっか油の濃度が強すぎるのでこのレシピは使えない。右ページのレシピを参照のこと。

**効能**

喉の痛み、違和感、咳の緩和。消化不良、二日酔いの緩和、食欲増進。

# あとがき

はっか油のもととなるフレッシュな葉や茎は、お茶や料理に使うとき、たたいたり刻んだりすればするほど芳香成分があふれ出し、心洗われるようなかぐわしさを放つ。

お茶の準備にいそいそと、新鮮なミントの葉をちぎって細かくする。そのとき、手元から上がってくるみずみずしい芳香に包まれながら、「メンタ」という名の妖精のお話を思い出すことが多い。

和種のはっかも西洋種のペパーミントやスペアミントも、学名にはすべてＭｅｎｔｈａという「ミント」を表すラテン語が使われている。それは、ギリシャ神話に出てくる妖精メンタの名前だ。

冥界の王であったハデスは、お妃のペルセポネーの心を顧みず、美しいメンタに夢中になった。それに腹を立てたペルセポネーは、嫉妬のあまりメンタを地面の上で打ちすえ、踏みつぶし、あげくにかわいそうな少女を湿地のハーブに変えてしまったというのがそのお話だ。

心痛む筋書きだが、打たれてなお芳香を増す美しい少女のたとえは、なんとよくできた物語なのかと思わずにはいられない。

どんなに激しい怒りや悲しみ、もやもやが胸にうずまいていたとしても、そんな心のつかえをきれいに洗い流してくれるような芳香こそ、ミントの持ち味だということなのだろう。

はっかの香りが漂うたび、澱んだ空気はそよそよと動きだし、気持ちはすがしくなる。この軽やかな風の中で立ち働いて一晩ぐっすり眠れば、明日は晴れ晴れと一日が始まり、屈託なく空を見上げられるだろうと思える。長年の間に知らず知らず、日々受けてきた恩恵ははかりしれない。

この本でまとめたレシピの中には、これまでに折にふれて雑誌などで紹介したものもいくつかある。レシピの名前に「はっか」がつくものと「ミント」がつくものがあるので、その違いを尋ねられることも多かった。

ことばとしては、「ミント」は単純に「はっか」の英語である。

私のレシピでの分類は実はとても個人的なもので、長年使ってみて和種のはっかが特によく合うと思うレシピには「はっか」の名を、西洋種のペパーミントやスペアミントに変えて作ってみても素敵だと思えるものには、片仮名の「ミント」の名をつけて呼び習わすようになった。

けれども、基本的にはこの本のレシピは、すべてお好みの「はっか油」1本で通していただいて全くかまわない。香りの世界はとても個人的な冒険だ。読者のひとりひとりが日常の暮らしの一コマに合わせてはっか油の香りの散歩をするときに、この本をガイドブック兼体験記として使っていただけるなら、幸いである。

些細な逡巡にも真摯に向きあい、懇切丁寧に編集を担当してくださった島口典子さん、企画全体にのびのびと行き届いたサポートをしてくださったマガジンハウスの広瀬桂子さん、撮影の内田鉱倫さんに心からお礼を申し上げたいと思う。

はっか油のある暮らしの雰囲気をすくい上げ、いきいきと表現してくださったブックデザインのこやまたかこさん、イラストの谷山彩子さん、描き文字の横山みさとさん、ほんとうにありがとうございました。

そして何よりも、この本を手にとり、はっか油の旅に出ようとされている方のこれからの日々が、うんと楽しいものとなりますように。

２０１４年　秋の初めに

前田京子

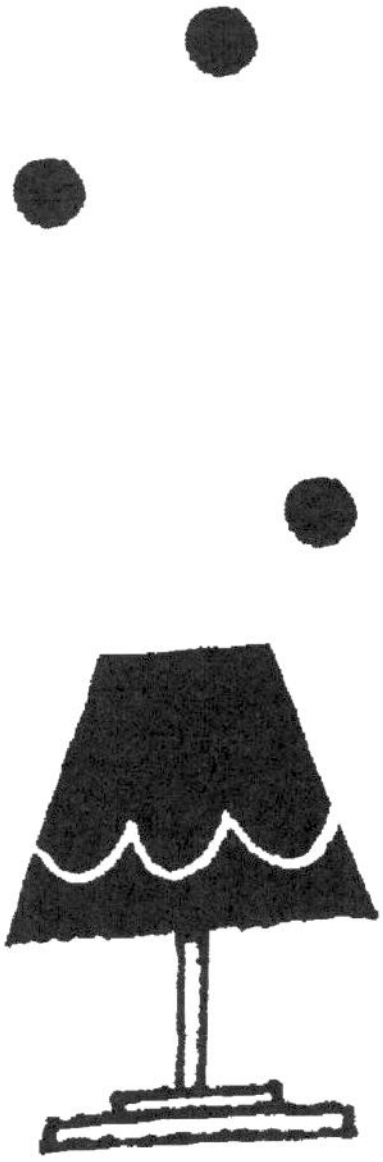

手に入れやすい和種の「はっか油」

## 薬局で購入できる「はっか油」

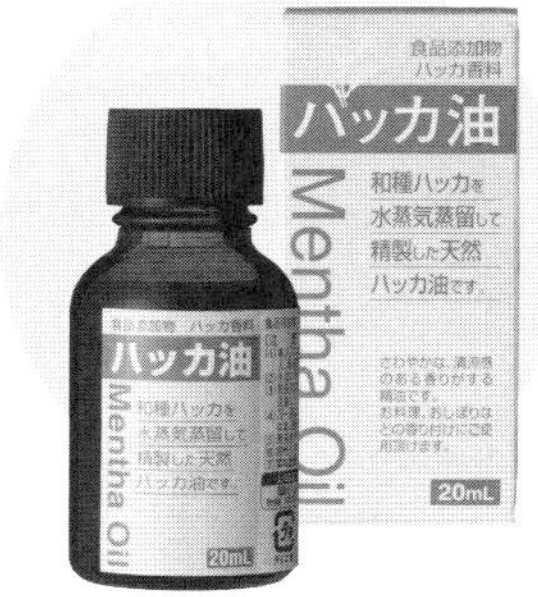


「日本薬局方」の表記があるもの、「食品添加物」の表記があるものにかかわらず、薬局で扱われているはっか油を製造している製薬会社はいくつかある。メーカーによってボトルの仕様(20〜25㎖)やパッケージが違い、香りも原産地によって様々だが、天然はっか油であればどれも問題なく使える。(写真は、著者の近所の薬局で扱われていたもの)。

入手・問い合わせ先　全国の薬局

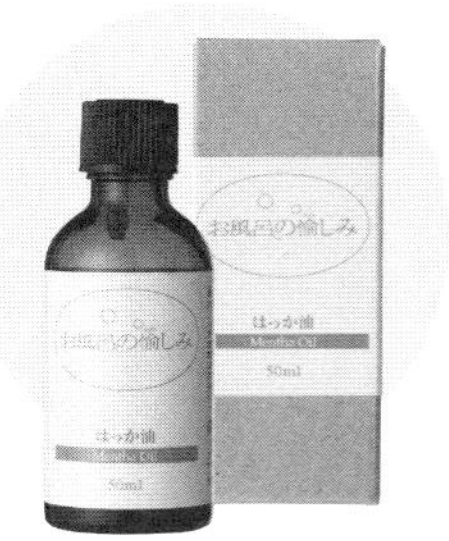


## 「お風呂の愉《たの》しみ」はっか油

『お風呂の愉《たの》しみ』(1999年刊)で、はっか油の使い方が一部紹介されると大きな反響があった。これはその読者の声から生まれた和種の天然はっか油(原産地インド)。ボディケアや家事に使いやすいたっぷりとしたサイズ(50㎖)のドロッパーつきボトル。やや甘みのある華やかな香り。

入手・問い合わせ先
**太陽油脂株式会社**
〒221-0022 横浜市神奈川区守屋町2-7
消費者相談室0120-894-776
＊太陽油脂株式会社の公式オンラインショップ http://www.taiyo-service.co.jp では、「お風呂の愉しみ」はっか油の他に、無添加の液体石けん、洗濯用粉石けん、重曹、酸素系漂白剤、手作り石けん材料などの家事素材も入手できる。

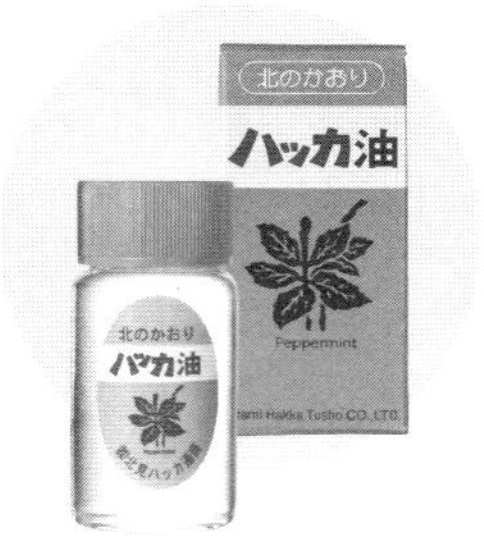


## 北のかおり ハッカ油

かつて世界のはっか市場の7割以上を生産していたと言われる北海道北見地方のはっか専門の会社によって製造されている和種の天然はっか油。写真のボトル(20㎖)の他に、小型スプレーボトル入り(10㎖)のものもある。やや辛口のきりりとした香り。

入手・問い合わせ先
**株式会社北見ハッカ通商**
〒090-0056 北海道北見市卸町1-5-2
0120-17-3663
＊株式会社北見ハッカ通商のオンラインショップ https://e-hakka.com では、「北のかおり ハッカ油」の他に、はっかを使った飴、ハーブティーなどの食品や、保湿クリームなどのボディケア用品、雑貨も入手できる。

# 本書で紹介した道具類　1

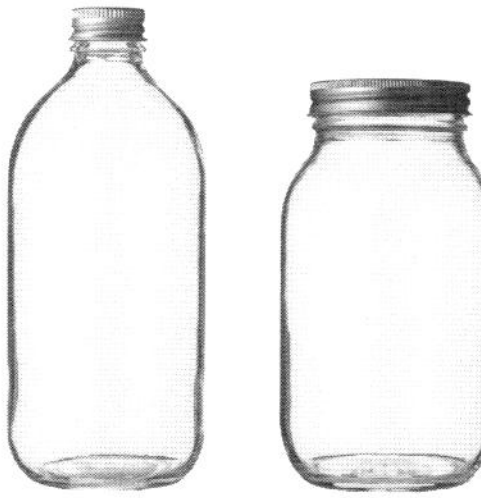

ふたつきの容器
（ガラスの細口びんや保存びんなど
750㎖以上のもの）

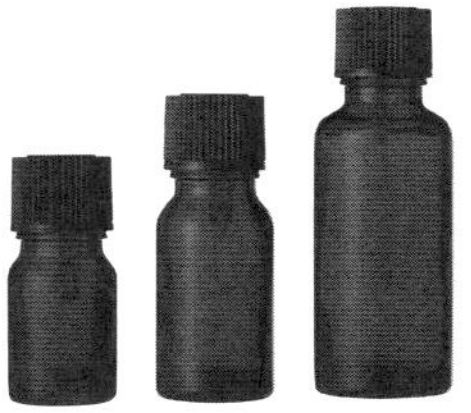

ドロッパーつき精油びん
（5㎖、10㎖、30㎖）

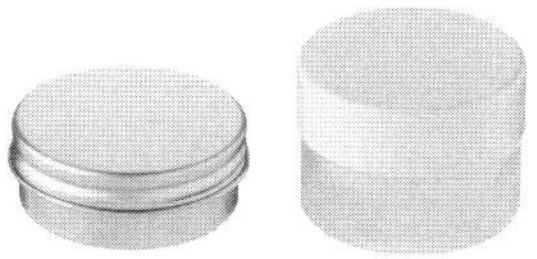

メンタム缶やクリーム容器

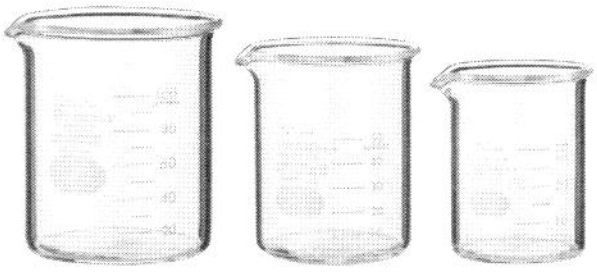

注ぎ口のついた耐熱容器
（ビーカーなど）

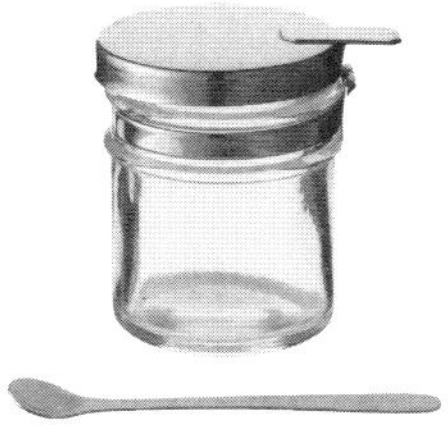

万能つぼとからしスプーン
（歯磨き用）

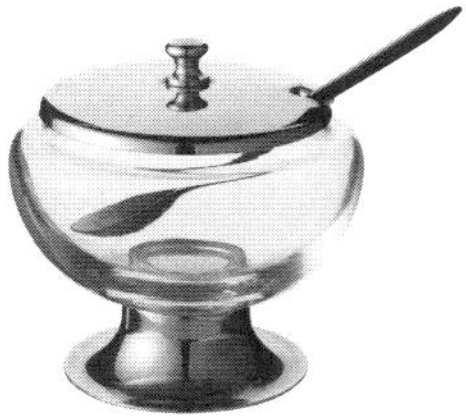

砂糖つぼとティースプーン
（クレンザー用）

チーズシェーカーやシュガーディスペンサー

2

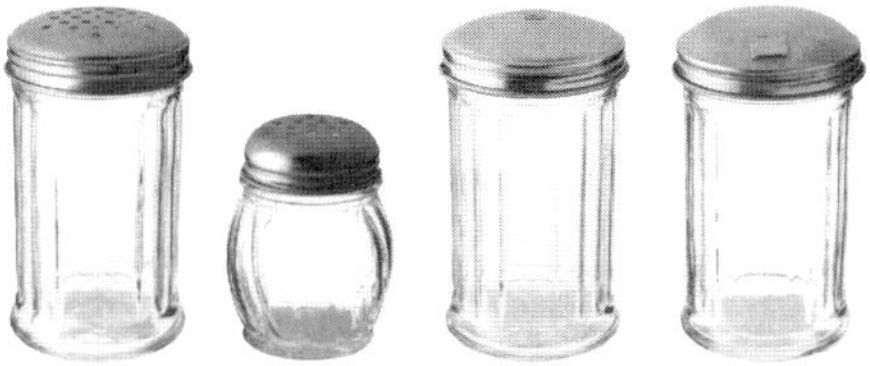

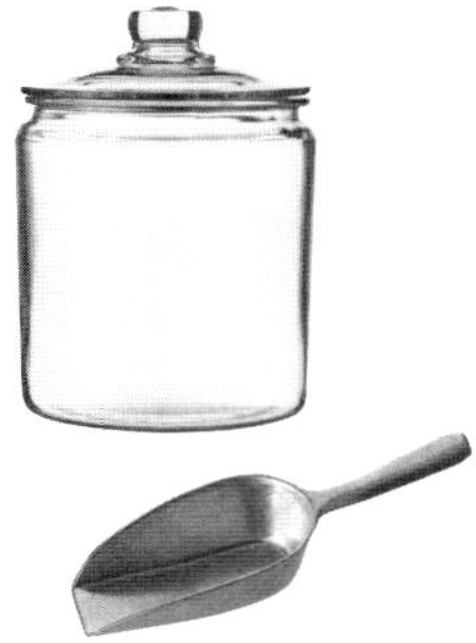

ふたつきのジャーとミニスコップ

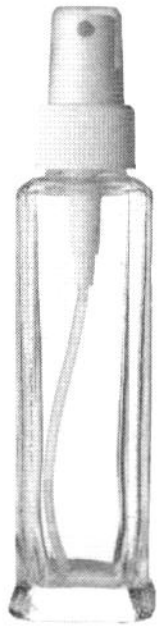

ガラスのスプレーボトル

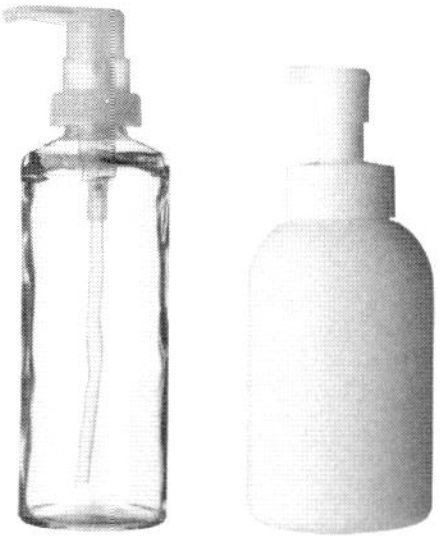

ソープディスペンサーや泡ボトル

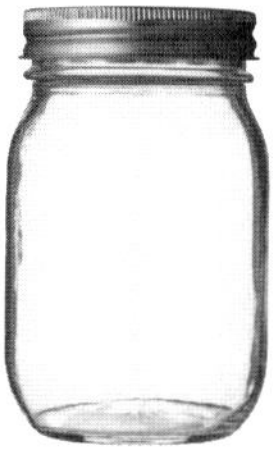

ふたつきの容器
（450㎖程度のもの）

3

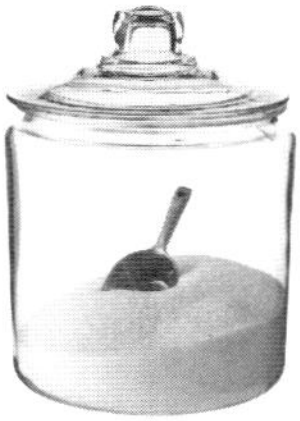

植物性無添加
洗濯用粉石けん

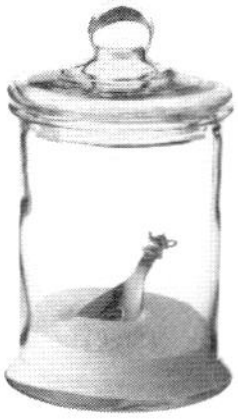

酸素系漂白剤

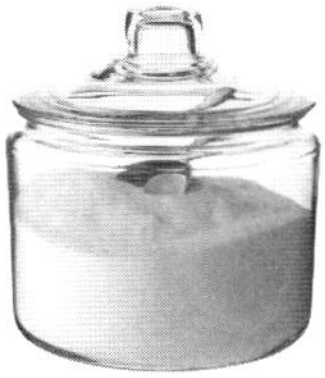

クエン酸

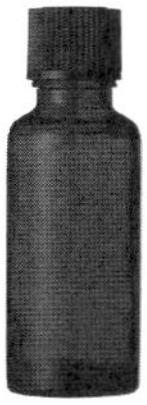

はっか油

※洗濯機のそばに素材を並べておくと、はっかのランドリーソープ、ソフナーを、必要に応じて調合しやすい。

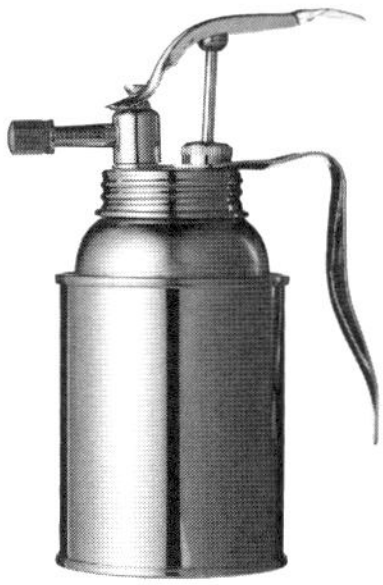

霧吹きボトル

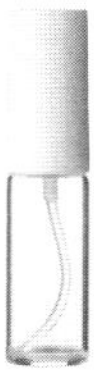

小さめの携帯
スプレーボトル

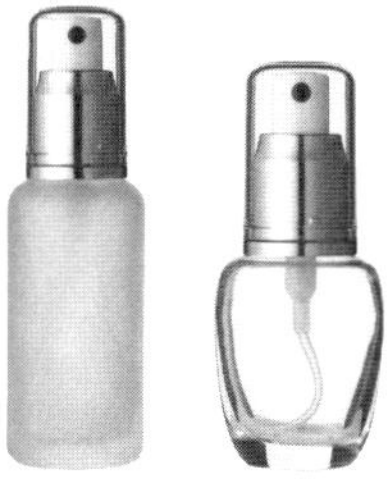

スプレーボトル（ヘアスプレー用）

## コラム「はっかのキッチンソープ　台所用固形石けんのお話」（118ページ）の材料分量表

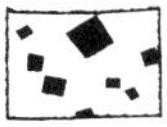

### 1.オリーブ油または椿油100%のキッチンソープ

- 使用済みのオリーブ油、または椿油
  またはそのブレンド油 …… 500mℓ（458g）
- 精製水 …… 180mℓ
- 苛性ソーダ …… 57g
- はっか油 …… 150滴

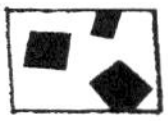

### 2.オリーブ油または椿油のマルセイユキッチンソープ

- 使用済みのオリーブ油、または椿油
  またはそのブレンド油 …… 500mℓ（458g）
- パーム油溶かして …… 70mℓ（64g）
- ココナッツ油溶かして …… 120mℓ（112g）
- 精製水 …… 250mℓ
- 苛性ソーダ …… 86g
- はっか油 …… 190滴

石けんの「基本の作り方」に従ってタネを仕込み、型入れ、型出しをし、切り分けて、1は8週間、2は6週間熟成させてできあがり。いずれのレシピも苛性ソーダの分量と熟成期間が基本とやや違う点に注意。2のパーム油とココナッツ油も揚げ油として使用済みのものでかまわない。

この本では、一般的な安全性や効用が広く認められてきた素材やその活用法を、著者の経験に基づき紹介しています。しかし、どんなに安全性が高いとされる素材も、全ての人に相性がよいということはありません。「自分との相性」を注意深く確かめながら、活用するようにしてください。また、ミント系の精油は、妊娠時、授乳期、乳幼児には使用を控えるようにとされています。

## 主要参考文献

The New Standard Formulary,
A. Emil Hiss, Ph.G., and Albert E. Ebert, Ph.M., Ph.D., c.1910. G.P. Engelhard & Company.
改訂増補『アロマテラピー事典』
パトリシア・デービス　高山林太郎訳　フレグランスジャーナル社(1997)
Professional Guide to Complementary and Alternative Therapies,
Angella Bascom et al., 2001. Springhouse.
『薬用ハーブ完全図解ガイド　メディカルハーブ』
ペネラピ・オディ著　衣川湍水・上馬場和夫監修　近藤修訳　日本ヴォーグ社(1995)
『アロマテラピーのための84の精油』
ワンダ・セラー　高山林太郎訳　フレグランスジャーナル社(1992)
『メディカルハーブの事典』林真一郎編　東京堂出版(2007)
『メディカルハーブLESSON』林真一郎　主婦の友社(1996)
『アロマテラピーLESSON』林真一郎　主婦の友社(1995)
The Green Pharmacy, James A. Duke, Ph.D.,1998. St. Martin's Paperbacks.
Hydrosols: The Next Aromatherapy, Suzanne Catty, 2001. Healing Arts.
『臨床で使うメディカルアロマセラピー』
川端一永、吉井友季子、田水智子編著　メディカ出版(2000)
『日本のハーブ事典』村上志緒編　東京堂出版(2002)
『薬用植物へのいざない』糸川秀治　裳華房(2001)
『女性のためのハーブ自然療法』
アン・マッキンタイア著　金子寛子訳　ガイアブックス・産調出版(1998)
Back to Eden, Jethro Kloss, 1995. Back to Eden Publishing.
A Handbook of Native American Herbs, Alma R. Hutchens, 1992. Shambhala

手作り石けんの参考書籍(前田京子著)
『お風呂の愉《たの》しみ』飛鳥新社(1999)
『オリーブ石けん、マルセイユ石けんを作る「お風呂の愉《たの》しみ」テキストブック』飛鳥新社(2001)
『石けんのレシピ絵本』主婦と生活社(2002)

前田京子 —— まえだ・きょうこ

1962年生まれ。国際基督教大学教養学部、東京大学法学部卒業。
米大学外国語学部で講師を勤め帰国後、出版社で編集者として勤務。
現在は、健康で快適なライフスタイルの実践を執筆につなげている。
手作り石けん・ボディケアブームの先駆けとなった『お風呂の愉《たの》しみ』
『オリーブ石けん、マルセイユ石けんを作る』(共に飛鳥新社)など著書多数。
『ひとさじのはちみつ —— 自然がくれた家庭医薬品の知恵』がベストセラーに。
横浜市在住。

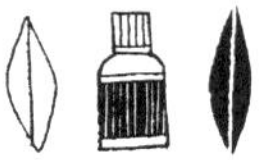

はっか油の愉《たの》しみ

2014年9月19日　第1刷発行
2017年7月20日　第7刷発行

著　者　前田京子

発行者　石﨑　孟

発行所　株式会社マガジンハウス

東京都中央区銀座3-13-10　〒104-8003
書籍編集部　☎03-3545-7030
受注センター　☎049-275-1811

印刷・製本　株式会社リーブルテック


ISBN978-4-8387-2702-5 C0095